COMO CUIDAR DE UM FAMILIAR COM ALZHEIMER E NÃO ADOECER

Leandro Minozzo

COMO CUIDAR DE UM FAMILIAR COM ALZHEIMER E NÃO ADOECER

Editora Sulina

Copyright © Leandro Minozzo, 2022

Capa: Humberto Nunes

Projeto gráfico e editoração: Vânia Möller

Revisão: Simone Ceré

Editor: Luis Antonio Paim Gomes

Dados Internacionais de Catalogação na Publicação CIP
Bibliotecária Responsável: Denise Mari de Andrade Souza – CRB 10/960

M666c	Minozzo, Leandro
	Como cuidar de um familiar com Alzheimer e não adoecer / Leandro Minozzo. – Porto Alegre: Sulina, 2022.
	144 p.; 14x21cm
	ISBN: 978-65-5759-054-6
	1. Idoso – Cuidados Paliativos. 2. Doença de Alzheimer. 3. Relações Familiares – Doença de Alzheimer. 4. Alzheimer – Pacientes – Estresse do Cuidador. 5. Alzheimer – Familiares – Saúde Mental. 6. Gerontologia. 7. Demência. I. Título.
	CDU: 616.892.3
	CDD: 616.831

Todos os direitos desta edição reservados à
Editora Meridional Ltda.
Rua Leopoldo Bier, 644, 4° andar – Santana
CEP: 90620-100 – Porto Alegre, RS – Brasil

Tel.: (51) 3110 9801
www.editorasulina.com.br
e-mail: sulina@editorasulina.com.br

[Julho/2025]

IMPRESSO NO BRASIL/PRINTED IN BRAZIL

Dedico este livro a todos os familiares de pessoas com Alzheimer que me ensinam, a cada dia, que o amor é muito mais uma atitude do que uma palavra.

Sumário

9	Prefácio
12	Introdução: o luto antecipado no cuidado em demências
32	O Estresse do Cuidador na Doença de Alzheimer
35	O que é o Estresse do Cuidador na Doença de Alzheimer (ECDA)?
68	Como prevenir e tratar o Estresse do Cuidador na doença de Alzheimer
70	Os caminhos para aumentar a resiliência do cuidador
81	Caminhos para reduzir a carga do cuidado em Alzheimer
88	O tratamento para Alzheimer e outras estratégias de cuidado e promoção da saúde do cuidador
114	Crenças disfuncionais no cuidado das demências
120	Como superar as crenças disfuncionais?
123	Conclusão: afinal, é possível ser feliz cuidando? Ou é permitido ser feliz cuidando?
127	Anexo 1
134	Anexo 2
138	Anexo 3

Prefácio

A chegada da doença de Alzheimer em uma família, já a partir do diagnóstico, causa enorme impacto emocional, que continua reverberando ao longo do tempo. De uma maneira geral, as pessoas relutam em acreditar em algo que não conhecem bem e pouco sabem do que se trata. Surgem várias dúvidas sobre a doença e um enorme desejo de buscar um medicamento que cure o familiar. Isso é cultural: adoeceu, vai a um médico, ele trata e o problema está resolvido. Na doença de Alzheimer não é bem assim...

A realidade é que ainda não há cura e isso, na maioria das vezes, é difícil de assimilar. Diante desse contexto, iniciam-se, então, dois processos: a evolução da doença em quem é acometido por ela e o surgimento da figura do familiar que cuidará do familiar doente. E a escolha desse "cuidador" não é, muitas vezes, dos demais familiares envolvidos, mas da própria pessoa que vai cuidar do doente, mesmo que isso, inicialmente, seja de forma inconsciente. Entretanto, independentemente da sua experiência de vida ou até mesmo profissional, essa pessoa normalmente não está preparada para esse desafio. O seu papel até então era outro: de filho, de companheiro.

No universo do Alzheimer, tanto esse "cuidador" quanto os demais familiares são aprendizes, e quanto mais rápido eles se conscientizarem disso, melhor. Para essa transformação, é necessário que aprendam a lidar com a doença, buscando informações confiáveis. Todo esse processo não ocorre do dia para a noite; é um caminho, muitas vezes, longo e que requer paciência e estudo.

Além desse conhecimento a ser adquirido, é preciso planejamento e atitude. É um processo. Conviver nesse cenário é desafiador, pois o familiar que cuida está sempre à espera do imponderável e, a cada situação nova, precisa desenvolver a capacidade de resolvê-la, o que provoca um estado constante de tensão e ansiedade. E isso tem um limite... Esse limite é estabelecido por uma linha muito tênue entre a saúde emocional e o estresse. Não é uma tarefa fácil e muito menos simples, mas é possível.

Este livro é uma mão estendida nessa direção. Propõe que sejam estabelecidos mecanismos de avaliação e controle desse nível limiar. São caminhos que pouparão muito sofrimento.

Seu autor, o Dr. Leandro Minozzo, ser humano sensível e espiritualizado que é sabedor da sinergia entre o tratamento farmacológico e o não farmacológico, transpôs os limites de seu consultório e, com empatia, apresenta esses mecanismos capazes de despertar a realização do autocuidado, evitando prejuízos à saúde física, psíquica e emocional dos que enfrentam os desafios advindos do Alzheimer.

Tenha uma excelente leitura deste verdadeiro guia de qualidade de vida para cuidadores.

Eduardo Moreira, cuidador e criador do
Grupo de Apoio a Familiares Portadores
da Doença de Alzheimer (Gafa)

As palavras demência e Alzheimer, até há poucos anos, não faziam parte da vida das famílias e das notícias da mesma forma que fazem hoje; existiam, sim, casos, mas eram em menor quantidade e havia pouca divulgação. Ao que tudo indica, essa avalanche de casos que temos hoje será considerada muito menor do que aquela que nossos filhos testemunharão em 2050.

A cada três segundos, um dos maiores desafios existenciais bate na porta de uma família: um novo caso da doença de Alzheimer é diagnosticado ao redor do mundo.[1]

---

[1] ALZHEIMER'S DISEASE INTERNATIONAL. *From plan to impact IV*: Progress towards targets of the WHO Global action plan on dementia. London: Alzheimer's Disease International, 2021.

Introdução

O LUTO ANTECIPADO NO CUIDADO EM DEMÊNCIAS

Meu nome é Leandro Minozzo, sou médico e professor de geriatria na universidade. Cuido, no consultório e em clínicas para idosos, de pessoas e de famílias acometidas por esse imprevisto chamado de Alzheimer. Como assim imprevisto? Sei que parece estranha essa forma de chamar, de caracterizar a doença. Mas, dentro da mensagem que lhe vou trazer ao longo deste livro, imprevisto ressalta um fato simples e que a maioria das pessoas não percebe quando se depara com a doença em seu caminho: o fato de que ninguém está preparado para cuidar de um familiar acometido pelo Alzheimer. Posso afirmar, por experiência, que nem mesmo profissionais de saúde, nem mesmo médicos estão preparados quando esse desafio bate às suas portas.

A ideia, em forma de medo ou de uma mera suposição, pode até passar pela cabeça dos familiares em algum momento, porém nada se assemelha à realidade mais objetiva, em especial ao turbilhão de dúvidas e de medo nos dias seguintes à consulta de revelação do diagnóstico. Não há como se tornar preparado, competente ou resiliente antes que o problema aconteça. Descobrir quais são os desafios à medida que os vivenciamos, em meio a sentimentos que surgem de forma quase sempre confusa, transforma o Alzheimer num desestabilizador imprevisto; e pessoas como você, em cuidadores.

Essa imprevisibilidade está relacionada diretamente a um risco que costuma acompanhar a jornada familiar do Alzheimer. Por não perceberem a complexidade do desafio que terão pela frente – acredite, há muita gente que ainda subestima o que é demência – e a necessidade de buscar um preparo adequado, muitas pessoas aumentam sua probabilidade de entrar numa estatística ruim: a dos cuidadores que desenvolveram doenças devido ao ato de cuidar.

Essa realidade é frequente no consultório e os dados de levantamentos científicos reforçam a seguinte percepção: cuidar de uma pessoa querida com Alzheimer pode, sim, adoecer o cuidador, principalmente se ele não estiver com o mínimo de preparo e amparo para essa tarefa nobre, transformadora e complexa.

Nesse processo, é inegável o sofrimento causado pela situação de vivenciar perdas diárias. Assistir um esposo, uma esposa companheira de décadas, um pai exemplar, uma mãe amada ou mesmo um avô que aos poucos vai se perdendo num labirinto da memória e modificando sua forma de agir é desconcertante. Testemunhar essa pessoa tornar-se dependente, vulnerável, perdendo as capacidades necessárias para cuidar de si própria e realizar tarefas que antes desempenhava naturalmente também é difícil. Essas situações, somadas ao conhecimento em relação ao que provavelmente acontecerá ao longo dos próximos anos, levam a um sofrimento difícil de esconder embaixo do tapete, de ignorar. É um sentimento confuso, com idas e vindas, chamado de luto antecipado.

Luto esse que cada pessoa da família pode interpretar e reagir de forma diferente e em tempos diferentes – acho que essa é uma mensagem bastante importante sobre as reações que o Alzheimer causa inicialmente no contexto familiar. Entre as pessoas, existem capacidades e tempos individuais para compreender, aceitar e resolver questões de sofrimento, de perda e de mudanças nas próprias vidas.

As fases do luto nas demências

Nos estudos de psicologia, há teorias que explicam melhor o luto através de fases. Em comum, elas relatam momentos iniciais de choque ou desespero, seguidos por etapas de tristeza e desorganização dos pensamentos e, por último, de aceitação. Ao superar cada uma das fases, é possível que se consiga elaborar uma perda significativa, reescrever para si próprio a história com um propósito que de certa maneira faça sentido ou traga conforto.

Entre os principais teóricos do estudo do luto, temos a psiquiatra suíça Dra. Elisabeth Kübler-Ross. Ela descreveu os cinco estágios do sofrimento relacionado à perda e são eles: negação, raiva, barganha, depressão e aceitação.[2] O modelo por ela proposto pode ser adaptado ao desafio que familiares de pessoas com Alzheimer ou outras formas de demência enfrentam logo após o diagnóstico.

Veja como cada uma das fases se relaciona ao desafio das demências:

(1) Negação

Geralmente, é um dos primeiros mecanismos de defesa perante uma situação impactante de diagnóstico de doença grave ou incurável ou de perda. A negação costuma ser temporária e é extremamente comum em diversos cenários de saúde, como no recebimento de diagnóstico de um câncer. Na perspectiva do cuidado em demências, a negação pode permanecer por um tempo prolongado e isso se explica pelas características da doença e pela falta de conhecimento dos familiares.

Normalmente, as pessoas com Alzheimer vão perdendo a capacidade de armazenar memórias mais recentes, preservando as memórias mais antigas; elas também, apesar do

---

[2] KÜBLER-ROSS, E. *Sobre a morte e o morrer*. São Paulo: Martins Fontes, 2008.

diagnóstico, costumam manter a capacidade de realizar uma série de atividades, o que pode deixar os familiares confusos e com dúvidas se realmente o médico fez o seu trabalho corretamente ou se não é algo reversível. A negação pode confundir tanto os familiares que alguns chegam a acreditar que seu familiar adoecido esteja fazendo tudo aquilo de propósito.

Aprendi no consultório que muitos familiares costumam minimizar a perda de memória do idoso com a suspeita da doença, atribuindo-a ao envelhecimento normal. Em especial, essa situação de negação costuma estar presente em cônjuges mais idosos, que acabam escondendo dos filhos e dos médicos episódios importantes de esquecimento e de confusão mental do seu ente querido.

Devido às consequências da negação no cuidado de pessoas com Alzheimer, abordarei mais o assunto nas próximas páginas. Hoje, sabe-se que ela é uma barreira significativa para que a família procure ajuda e possa oferecer um tratamento adequado a todos os envolvidos.

A negação, apesar de normal e esperada, precisa ser detectada tanto por familiares quanto pelos profissionais de saúde, mesmo que o diagnóstico já tenha sido revelado há alguns anos.

(2) Raiva

Com os passar dos meses e o surgimento de mais sintomas evidentes relacionados à doença, como, por exemplo, repetições constantes ou episódios de desorientação no tempo ou no espaço, a negação costuma ser substituída por outro sentimento: a raiva. No caso do cuidado de pessoas com demências, a raiva está relacionada à percepção real de perda de uma pessoa amada e à sensação de injustiça, uma vez que não se chega a uma explicação de por que a doença foi acontecer logo com aquela família. Outro aspecto que pode precipitar e prolongar esse sentimento é o impacto do diagnóstico de Alzheimer sobre a vida de cada um dos familiares cuidadores; invariavelmente, eles precisarão tomar decisões e assumir novas responsabilidades, mudando seus planos e de seu próprio núcleo familiar, o que não deixa de ser outra perda.

A raiva pode ser projetada para diversas direções, a doença em si, a própria pessoa acometida pelo Alzheimer, o médico, cuidadores profissionais, os outros membros da família e, até mesmo, Deus. Ao não conseguir o apoio ou a compreensão adequados, o familiar cuidador que vivencia a raiva pode encontrar mais motivos para perpetuar esse sentimento, como a sensação de abandono.

Uma das armadilhas relacionadas a esse estágio é que atualmente é fácil rotular qualquer desconforto como ansiedade. A pessoa que passa por ele, por não conseguir identificar e aceitar bem esse tipo de sentimento, o define como angústia, preocupação ou ansiedade e, muitas vezes, acaba chegando com essas queixas aos profissionais de saúde. Mesmo pessoas experientes na vida podem ter dificuldades em identificar bem seus sentimentos e até mesmo em aceitá-los. A raiva é um desses sentimentos que é moralmente complicado de ser aceito, como se fosse proibido experimentá-la.

E o que costuma acontecer quando não se identifica a presença da raiva no cuidador? Um medicamento é prescrito sem a indicação de suporte de psicoterapia e o familiar cuidador acaba permanecendo mais tempo neste estágio, sem conseguir compreender os próprios sentimentos e resolver conflitos próprios do luto.

(3) Barganha
Outra fase inicial do luto, ainda relacionada ao estado de choque após o diagnóstico de demência num familiar, des-

crita pela Dra. Kübler-Ross é a barganha, a negociação. Trata-se de uma forma de superar o danoso estágio anterior, que é a raiva. Viver em revolta constante é extremamente difícil e a barganha possibilita que o familiar abalado pelo diagnóstico possa organizar seus sentimentos através de negociações transcendentais. Promessas e ofertas a Deus podem ser caminhos encontrados para canalizar o sofrimento vivido naquele momento.

Nem todos os familiares enlutados passam por esta fase e, em algumas situações, ela pode misturar-se com a negação. Sabe-se que uma característica marcante das demências é, ainda, a falta de cura. Ao não admitir isso, o familiar cuidador pode acreditar ainda mais nas negociações que passa a construir em relação à cura da doença.

Acho que vale a pena destacar que nem todas as manifestações espirituais dos familiares são enquadradas como parte do estágio de barganha no luto. Fazer orações, ter Fé e praticar a espiritualidade e a religiosidade é próprio da natureza humana e se relaciona com melhor saúde também para os cuidadores de pessoas com Alzheimer. Aqui, especificamente, há a referência de mecanismos psicológicos temporários, não muito racionais, como forma de sublimar o sofrimento fazendo negociações muito difíceis de ser concretizadas.

No consultório, não há qualquer razão para confrontar o familiar cuidador que passa por esse estágio. É o tempo dele. O que se faz é dar apoio e trabalhar aos poucos os aspectos sutis de educação que impeçam o retorno da negação. Os familiares, em especial os filhos, devem ficar atentos a um risco comum neste estágio – a ilusão. Há casos de pessoas que, em vez de serem acolhidas, foram enganadas por charlatões de diversos tipos, desde místicos até profissionais de saúde mal-intencionados.

(4) Depressão

Com o passar do tempo, a "ficha pode cair", como se dizia antigamente, na época dos orelhões. Não há mais como negar a realidade e percebe-se que a raiva não leva a lugar algum, exceto a mais adoecimento de todos os envolvidos. Apesar da fase ser chamada de depressão, poderíamos denominá-la melhor de "tristeza". Prefiro assim porque nem todo o luto é sinônimo de doença.

A fase da tristeza é normal perante o diagnóstico de um quadro demencial na família. Há dor, perda de vontade e prazer de realizar algumas atividades e vontade de ficar mais quieto e, às vezes, sozinho. Os pensamentos rodam em torno desse mesmo assunto. Algumas vezes, há desesperança e sentimentos de culpa podem emergir.

Enfim, a tristeza é uma reação extremamente humana e que, na grande maioria das vezes, é resolvida com apoio e não há a necessidade do uso de medicamentos.

Uma dificuldade importante que a fase da depressão costuma acarretar é a incapacidade do familiar em receber as informações sobre sua nova função, a de cuidador, e tomar atitudes necessárias. O médico diz algumas coisas, os acontecimentos relacionados às dificuldades de memória vão se avolumando e o cuidador, em tristeza, não consegue dar muitos passos à frente e adaptar-se à nova função.

Caso esta fase do luto torne-se prolongada, o cuidador enfrentará muitas dificuldades em conseguir alcançar dois objetivos importantes neste desafio: cuidar bem e não adoecer. Estudos que observaram centenas de famílias mostram que as capacidades para cuidar são muito impactadas pelo luto prolongado em relação à demência.

(5) Aceitação

Neste último estágio de enfrentamento do luto, o familiar encontra-se capaz de lidar com a realidade, com seus próprios sentimentos e com as possibilidades que o futuro reserva. Já não há dúvidas em relação ao diagnóstico de demência, percebe-se que é uma situação comum em outras famílias e que é necessário adotar atitudes em relação ao familiar adoecido e em relação a si mesmo.

Há outra descrição do processo de luto que inclui não cinco, mas sete fases; nela, as três últimas fases são, na verdade, o desmembramento da aceitação. Elas são a experimentação, a busca por sentido e a integração. Na primeira, após a superação da tristeza, a pessoa enlutada passa a testar novas experiências, realizando pequenas tarefas. Na seguinte, a busca por sentido, há a adaptação da forma de pensar diante da nova realidade, com alinhamento de novos planos e objetivos. Considero essa questão do sentido muito importante na superação do luto e na promoção de saúde dos cuidadores de pessoas com demência e, dessa forma, nas próximas páginas retomo justamente esse ponto, trazendo a história do Dr. Viktor Frankl. Por último, a fase da integração seria o fim do processo de sofrimento do luto, marcado pelo bem-estar do cuidador, pela capacidade de estar confortável ao tratar de assuntos relacionados à demência e às novas responsabilidades.

Após essa análise de cada uma das fases do processo de luto, é interessante mencionar que a mente não apresenta um comportamento tão linear nas suas respostas quanto a descrição dessas etapas pode transparecer. Muitas vezes, e no caso do cuidado em demências isso é muito frequente, o cuidador pode misturar alguns sentimentos, avançar no processo do luto e logo mais regredir algumas etapas. Mais do que uma linha reta, o processo de enfrentamento do luto nas demências é mais bem caracterizado por uma linha cheia de curvas, voltas e avanços.

Ainda sobre as etapas, quando as iniciais – a negação, a raiva ou a tristeza prolongada – não são superadas, problemas costumam surgir e o luto pode se estender por muitos anos. Aqui, o sofrimento do familiar cuidador em Alzheimer pode adquirir uma nova característica, tornando-se crônico, ou um luto prolongado. Muitas vezes, ele pode prolongar-se por anos e passar desapercebido, como se fosse um cansaço natural relacionado às tarefas cotidianas.

Outro ponto importante ao falar da reação do cuidador à perda é que, ao longo da jornada da doença, a presença de uma carga elevada de estresse, de depressão ou de ansiedade pode também reavivar elementos do luto antecipado nos cuidadores, ocasionando momentos de negação, de raiva ou dias de tristeza profunda. Essa relação entre luto, estresse e ansiedade é importante ser reconhecida e aponta a necessidade de uma escuta realmente empática do cuidador, para que ele tenha espaço suficiente para organizar seus sentimentos.

E, se a análise do que se passa apenas dentro da cabeça e do coração de um dos familiares cuidadores pode parecer complexa, agora imagine quando se sai da perspectiva do luto individual e se tenta considerar o que se passa num conjunto de pessoas que formam uma família; a complexidade aumenta e é normal que desencontros ou conflitos aconteçam. O enfrentamento do luto em Alzheimer numa família pode ser comparado ao som de uma banda de músicos desconhecidos, inexperientes e com os seus ouvidos tampados. Imagine o resultado de instrumentos sendo tocados em batidas diferentes, por pessoas que mal sabem interpretar as partituras emocionais desse momento tão confuso. Por isso, no Alzheimer, é importante falarmos tanto do luto antecipado quanto dos diferentes tempos e formas de reação de cada familiar.

Considerei importante destacar o processo de luto dos familiares de pessoas com Alzheimer ou outras formas de demência já aqui no começo do livro porque ele é decisivo para a manutenção da qualidade de vida do cuidador. Nem sempre o sofrimento do familiar é considerado pelos médicos nas fases iniciais da doença; isso acontece por falta de tempo e de espaço nas consultas e porque geralmente os cuidadores estão quase anestesiados ou em choque nos primeiros encontros – podendo parecer que estão até bem, que são "fortalezas". Posso dizer que, nas primeiras três ou quatro consultas, o foco principal do cuidado costuma ser o idoso adoecido, a solicitação e interpretação de exames e o começo do uso de medicamentos. O cuidador costuma ficar esquecido nessa etapa, sem espaço para que seu sofrimento seja acolhido.

Nos atendimentos no consultório, identificar o impacto psicológico dos primeiros sintomas de esquecimento e do diagnóstico de demência nos familiares é um pouco difícil. Geralmente, são necessárias conversas em separado ou um dos filhos acaba trazendo informações de sofrimento em um dos pais. Há, porém, um instrumento utilizado em pesquisas sobre luto em cuidadores de pessoas com demências (está no Anexo 1 do livro). Ele, sozinho, não faz nenhum diagnóstico – é importante deixar isso claro. Além disso, o questionário se encontra em fase de testagem para nosso idioma. Então, por que decidi traduzi-lo e adaptá-lo para o livro? Fiz isso porque, através das frases que indicam a presença de dificuldades no enfrentamento desse luto diferente, que é o luto no Alzheimer, você poderá se observar melhor e levar essas reflexões ao profissional de saúde que lhe atende ou que trata seu familiar.[3]

---

[3] MARWIT, S. J.; MEUSER, T. M. Development and initial validation of an inventory to assess grief in caregivers of persons with Alzheimer's disease. *Gerontologist*. 2002 dec.; 42(6):751-65.

Mas, afinal, qual a diferença entre demência e doença de Alzheimer?

Existe muita confusão em relação aos termos que definem as doenças relacionadas à perda das funções cognitivas nas pessoas idosas. É importante deixar uma explicação simplificada para que a leitura possa seguir sem essa confusão. Chama-se de demência qualquer doença que "rouba" capacidades mentais do idoso, como a memória, o senso de localização no tempo e no espaço, por exemplo, e essa dificuldade impacta diretamente no cotidiano desse idoso, ele deixa de conseguir realizar sozinho ou de maneira adequada tarefas que antes eram fáceis. Há, portanto, diversas doenças que podemos chamar de demência. A doença de Alzheimer é a principal causa de demência no mundo, mas não é a única. A demência vascular, a doença de corpos de Lewy, a demência frontotemporal e as formas mistas são outros tipos comuns de demência.

Essas doenças costumam apresentar desafios de cuidado muito semelhantes e, por isso, o livro pode ajudar tanto familiares cuidadores de pessoas com Alzheimer quanto de outras formas comuns de demência.

Cuidar e adoecer: há como fugir das estatísticas?

E sobre a relação entre cuidar e desenvolver doenças, o doutor está dizendo que invariavelmente quem cuida de uma pessoa com Alzheimer está fadada a adoecer? Olha, não é apenas uma questão de opinião, do que eu acho como médico; existe, sim, um risco tremendo desse adoecimento acontecer. As probabilidades são realmente grandes e por diversas razões. No entanto, há casos em que os familiares cuidadores conseguem fugir dessa estatística ou mesmo superar os percalços com maior facilidade em relação à maioria das famílias.

Posso garantir que, sim, há formas de se evitar que, em meio ao luto antecipado – e prolongado –, as doenças surjam em quem cuida. Ao término da leitura deste livro, você conhecerá esses caminhos e conseguirá adaptar esses novos conhecimentos à sua rotina, para a situação específica da sua família. Deixo aqui a minha palavra: a leitura deste livro vai ajudá-lo a ter menos medo e a se sentir mais seguro nessa tarefa.

Hoje, o olhar para o cuidador não é mais uma opção ou algo secundário na abordagem médica de pessoas idosas com demências. Posso dizer que a abordagem do cuidador já é um dos principais objetivos no cuidado em Alzheimer. Além disso, ela não deve começar apenas quando o familiar comparece no consultório em desespero inconsolável ou vem solicitar uma receita de medicamento para dormir; essa abordagem deve começar quanto antes.

As pesquisas mais recentes mostram que, ao ampararmos quem exerce o cuidado das pessoas com Alzheimer ou com outras formas de demência, estamos diretamente diminuindo o sofrimento também do idoso acometido pela doença. Isso mesmo: ao preservarmos o bem-estar do cuidador, diminuímos os riscos de que sintomas comportamentais piorem, que mais medicações "fortes" sejam usadas e, o que considero sempre grave, reduzimos as chances de que os idosos sejam hospitalizados por causas evitáveis, ou seja, de maneira desnecessária. Com esses argumentos sobre o real impacto da saúde do cuidador sobre a de quem é por ele cuidado, fica reforçada a necessidade de amparo de quem cuida e que essa atitude seja já considerada desde o começo da jornada da doença, ou seja, a partir do dia em que o médico revela o diagnóstico à família.

Ao analisar esse fenômeno, tendo pesquisado sobre como diminuí-lo e sendo, diariamente, o médico assistente de centenas de famílias – na posição de quem escuta, orienta, alcança a caixa de lenços e tenta, dentro de cada caso, apontar formas de aliviar o sofrimento –, afirmo que há quatro competências determinantes para o bem-estar do cuidador. Sugiro que leia os próximos parágrafos com bastante atenção! Quem sabe, faça anotações numa folha de papel para que os fixe bem!

A primeira competência determinante é *a aceitação do diagnóstico*. Passar muitos meses ou anos num estágio de negação (ou negação parcial), achando que as complicações da doença não acontecerão e que as mudanças necessárias podem ficar para depois, geralmente causa muito mais dor a toda a família.

A segunda é *a necessidade de preparo*. Refiro-me não só aos conhecimentos relacionados ao Alzheimer enquanto doença, mas sobre como agir, como cuidar, como se comunicar. É necessário ter a mente aberta, não ser orgulhoso, achando que já sabe ou que com a prática aprenderá tudo sozinho. A subestimação da doença é uma marca naquelas famílias que acabam cuidando mal e sofrendo mais.

Lembre-se de que, no cuidado em Alzheimer, as emoções negativas, como a raiva, a desesperança ou a tristeza, tendem a tornar as situações mais confusas. Em muitos casos, há uma urgência em recuperar o equilíbrio psicológico e em desenvolver as competências do cuidado; é como se fosse aprender a trocar o pneu do carro numa noite chuvosa, numa rodovia movimentada e sem acostamento. É um aprendizado, nesse contexto, muito complicado e com riscos.

Às vezes, essa situação de crise acontece justamente porque houve falta de disposição da própria família em aprender. Quando a negação está presente no cuidador principal ou na família como um todo, essa falta de disposição para adquirir novos conhecimentos e implementar mudanças potencializa as crises e as torna mais frequentes e com maior gravidade. Esse é um ponto importante para fixar e gerar uma reflexão: de alguma forma a negação influencia a disposição para aprendizagem em sua família?

Felizmente, temos muitas formas de aprender, existem muitos profissionais e cuidadores que são ótimos instrutores. Posso dizer que hoje, mesmo esse desafio sendo um imprevisto, é possível superar a sensação de falta de controle, a confusão e a desinformação.

Pode parecer exagero, porém acredito nesta frase: *No Alzheimer, quem não se dispõe a aprender a cuidar melhor, acaba cuidando mal e adoecendo junto.* Preste bastante atenção a essa afirmação! Muito mais que uma informação solta, ela revela um alerta e um caminho para que você tenha sucesso num dos pilares do tratamento do Alzheimer: a qualidade de vida do cuidador.

Em julho de 2021, o pesquisador Carlos Vara-García, da Universidade Rey Juan Carlos, em Madri, na Espanha, e seus colegas publicaram um estudo interessante e que reforça justamente essa mensagem da relação entre conhecimento e mais saúde para o cuidador. Eles investigaram o impacto do conhecimento sobre Alzheimer, a existência de crenças disfuncionais e os níveis de pressão arterial em cuidadores. Após analisarem as informações dos 123 participantes, os pesquisadores espanhóis verificaram que, de acordo com o modelo empregado, houve uma relação direta entre falta de conhecimento sobre a doença e maiores níveis de pressão arterial nos cuidadores.[4]

Esse estudo bastante recente se soma a tantos outros que mostram impacto direto da educação dos cuidadores na

---

[4] VARA-GARCÍA, C.; ROMERO-MORENO, R.; MÁRQUEZ-GONZÁLEZ et al. Associations of knowledge about Alzheimer's disease, dysfunctional cognition, and coping with caregiver's blood pressure. *Clínica y Salud*, 32(2), 79-87, 2021.

sua saúde mental e nos indicadores de cuidado da pessoa idosa adoecida pelo Alzheimer. Em meio a tantos mitos, pitacos furados e excesso de informações não relevantes, ou mesmo sensacionalistas na internet, a capacitação do familiar cuidador é extremamente relevante e um passo inicial quando se pensa em oferecer uma melhor assistência a toda a família.

O bom sinal nessa história é que você, ao começar a ler este livro, está justamente indo no caminho contrário daquele que o colocaria em risco. Esses minutos dedicados à leitura já mostram que você está buscando o melhor tanto para seu familiar adoecido quanto para si próprio! E essa disposição é essencial para a preservação do seu bem-estar.

A terceira competência determinante para o bem-estar do cuidador é estratégica na jornada de cuidado de um familiar com demência: *é ser capaz de reconhecer um sinal de alerta que antecede a exaustão completa de quem cuida.* Há, antes do surgimento de doenças no cuidador – refiro-me aqui à depressão, à obesidade, ao transtorno de ansiedade e à insônia –, um estágio chamado de "Estresse do Cuidador na Doença de Alzheimer (ECDA)". Na área da saúde, também podemos chamar essa condição de Síndrome de Burnout, que no inglês significa esgotamento. Ela, por si só, representa uma situação de sofrimento em quem cuida, ou seja, já é um problema real. Temos, dessa forma, o ECDA como um importante alerta nessa trajetória de cuidador. Ao ser detectado, devemos sempre agir para evitar seu agravamento ou o surgimento de outros problemas ainda mais complicados e que prejudicam, e muito, a saúde de todos da família.

Sei que para muitas pessoas a palavra estresse ganhou ares de normalidade, como se fosse corriqueira ou sempre justificável; para outras, ainda muito rígidas em sua forma de pensar, estresse permanece como uma "frescura" ou uma fraqueza. Talvez a palavra tenha sido também banalizada –

usada para definir quase todas as situações do cotidiano –, fazendo com que, quando empregada na medicina, tenha seu impacto relativizado. Só que aqui, leitor, refiro-me a algo realmente importante: o ECDA é a porta de entrada para o adoecimento grave do cuidador. Não é mais uma invenção de novo termo; muito menos é indicativo de fraqueza ou de algo que possamos relativizar.

Dessa forma, escolhi, após falar sobre o luto, explorar bem ao longo deste livro o que é o Estresse do Cuidador na Doença de Alzheimer (ECDA) – repito que é o primeiro sinal de adoecimento em quem cuida de um familiar com Alzheimer. Acredito que, ajudando a prevenir o ECDA, a detectar seus sinais e a perceber quando e como procurar ajuda, estarei ajudando você a evitar o seu adoecimento e, dessa forma, proporcionando-lhe uma capacidade para cuidar-se melhor.

A última competência que considero essencial para o bem-estar de quem cuida é *reconhecer as crenças disfuncionais no cuidado em Alzheimer*. Elas são pensamentos enraizados que geram emoções e atitudes equivocadas nos cuidadores, aumentando seu sofrimento e impedindo-os de evoluir nesse novo papel. Assim como os pontos anteriores, as crenças ganharão destaque ao longo do livro, com um capítulo específico que melhor as explica e mostra os caminhos para superá-las.

Compreendendo bem o contexto dessas competências, conseguindo antever as demandas que surgirão ao longo dos próximos anos e conhecendo os caminhos que lhe mostrarei, haverá uma transformação importante na forma como você encarará este desafio e esta nova tarefa em sua vida: a de ser um cuidador. As chances de você cuidar melhor do seu familiar, que agora precisa de você mais do que nunca, e de manter-se saudável, com a cabeça erguida, aumentarão. E outra capacidade provavelmente será conquistada com a leitura deste livro: você poderá ser um promotor de cuidado para os outros familiares. Isso ocorrerá porque, a partir do momento em que aprender a não adoecer e a identificar sinais de sofrimento, você conseguirá auxiliar e proteger seus pais, irmãos ou cônjuge. Sei que pode parecer improvável que você consiga exercer um papel tão relevante em todo o contexto familiar, em especial se agora está cansado, chateado e confuso num mar de tantas dúvidas e medos. Porém, acredite que, com o tempo e com a sua vontade, além de não adoecer, você poderá ajudar outras pessoas da sua família. Isso é, sim, possível!

Retomando a importância do bem-estar dos cuidadores, não adianta a família investir em médicos especialistas, em medicamentos, em suplementos e não amparar o cuidador, achar que isso não seja fundamental. Não existe cuidado de qualidade sem cuidador saudável e, vou até ser um pouco ousado nessa afirmação, saudável e tranquilo.

Para muitas pessoas, isso parece impossível. Afinal, estão com a cabeça e com o corpo cansados, com seus limites já ultrapassados. Dormem mal, já tentaram diversas alternativas, lutam contra sentimentos recorrentes de culpa, raiva e abandono. Até mesmo a orientação de um especialista pode parecer-lhes sem sentido, tamanha é a desesperança e a paralisia que costumam instalar-se.

Se você acha que não há muitas saídas, ou que nada adianta, peço, em especial e com carinho, que leia o livro até o final; e guarde-o para outros momentos de dificuldade. Esta mensagem vai ajudá-lo de alguma forma nos próximos meses e anos.

Caso não tenha mais forças e a simples leitura seja difícil, entregue este livro para um amigo ou familiar. Ele terá a chance de melhor compreender o que se passa com você e poderá, quem sabe, estender-lhe a mão.

> ## Revisão
>
> As quatro competências decisivas para o bem-estar do cuidador de demências:
>
> 1. Aceitação do diagnóstico.
> 2. Necessidade de aprender a cuidar do familiar com Alzheimer e de si próprio.
> 3. Reconhecimento do Estresse do Cuidador (ECDA).
> 4. Reconhecimento das crenças disfuncionais no cuidado em Alzheimer.

E para qual tipo de cuidador este livro é destinado? Se você está nas primeiras semanas após o diagnóstico, ou se está já há dois, três, dez anos enfrentando diariamente esse desafio chamado Alzheimer, eu escrevi para você. Digo isso porque o risco de adoecer está presente ao longo de toda a trajetória da doença. Para cada etapa, há uma demanda diferente, novos níveis de responsabilidade que devem ser assumidos, novos conflitos, novos sentimentos. Sem falar no cansaço, que pode, gradualmente, minar as capacidades de quem cuida, assim como prejudicar o encontro de soluções e a harmonia nas famílias.

A hora de buscar o preparo e de olhar um pouco para si chegou. Há caminhos comprovados que funcionaram para muitas pessoas e muitos já testados em pesquisas com centenas de famílias. Eles ajudarão você. Afirmo isso como especialista e testemunha do que dá errado e do que funciona. E eu quero que as coisas funcionem bem para você e para seu familiar.

Por mais que a tarefa de cuidar de um familiar com Alzheimer possa estar deixando-o confuso, há duas perguntas que você consegue responder agora. Você quer cuidar do seu familiar da melhor maneira possível? E quer, ao mesmo tempo, preservar sua saúde, física, mental e espiritual?

Aposto que as respostas foram sim; e elas mostram quais são os objetivos que você pode e conseguirá alcançar.

Falando um pouco sobre como o livro foi organizado, inicialmente apresento informações sobre os impactos da doença de Alzheimer, os motivos pelos quais há o risco de adoecimento do cuidador e, na parte final do texto, mostro as soluções. É claro que não há uma receita de bolo, porém, depois de muitos anos atendendo pessoas que enfrentam o desafio que agora sua família vivenciará e após muita pesquisa, consegui fazer boas reflexões e construir uma lista de caminhos eficiente. Após a leitura e o estudo deste nosso livro, você, com certeza, encontrará caminhos para, pelo menos, iniciar o processo de cuidado de si.

Você não está sozinho!

"Achei que seria muito mais fácil. Sempre fui muito racional e organizado. Com a chegada da aposentadoria, teria mais tempo e cuidar da minha mãe seria até mesmo uma ocupação que me traria saúde. Acreditava que o adoecimento dela despertaria consciência nos meus irmãos e poderíamos resgatar nossa relação de parceria, de companheirismo.

Os meses foram passando e comecei a perceber pensamentos e atitudes estranhas, uma irritação que nunca havia sentido. Instalou-se um mal-estar muito grande cada vez que ia até a casa dela, era um cansaço por antecipação; cada detalhe por mais bobo me afetava, me fazia esquecer da vulnerabilidade daquela senhora de 80 anos. Eu passei algum tempo como se tivesse uma nuvem sobre minha cabeça. Demorei para entender o que se passava comigo."

Pedro, 64 anos, cuidador da mãe com Alzheimer há seis anos.

O Estresse do Cuidador na Doença de Alzheimer

A carga do Alzheimer: por que falar desse assunto?

No Brasil, estima-se que há pelo menos 2,1 milhões de pessoas com demência – sendo a doença de Alzheimer o principal tipo. A expectativa é que ocorra um considerável aumento no número de casos nos próximos anos. Estima-se, veja só, que poderemos ter o triplo de casos até 2050![5]

A maior parte do cuidado nesses casos é realizada por familiares, principalmente mulheres – esposas, filhas, netas e noras. São pessoas que realizam o cuidado mesmo não sendo profissionais nessa área. Em muitos casos, temos um idoso, às vezes com a saúde fragilizada, sendo o principal cuidador de uma outra pessoa idosa com demência, ou seja, com pouquíssima capacidade para cuidar de outra pessoa com necessidades tão complexas.

Dessa forma, os cuidadores familiares são pessoas que precisam de suporte e muita orientação especializada, afinal de contas, são pegos como que de surpresa por uma doença que vai revelando-se muito complexa com o passar dos meses. É comum filhos enfrentarem prejuízos em sua atividade laboral, com queda nos rendimentos, chegando até mesmo a abandoná-la temporariamente ou em definitivo. Relações familiares, como namoros ou casamento do cuidador, também costumam balançar nessas situações.

Quando falo sobre o ECDA, costumo apresentar algumas informações que são extremamente relevantes e dizem

---

[5] FETER, N., LEITE, J. S. Is Brazil ready for the expected increase in dementia prevalence? *Cadernos de Saúde Pública* [on-line]. 2021, v. 37, n. 6.

muito sobre o tamanho do desafio que estamos abordando. Veja só: *você por acaso sabe quantas horas de cuidado por mês uma pessoa com Alzheimer pode demandar?* Um idoso na fase moderada e grave da doença de Alzheimer exige, estudos mostram isso, uma carga de cuidado extenuante. Pesquisas quantificaram esse tempo de dedicação constante e ele varia de 120 a 300 horas mensais![6] Fazendo uma comparação, é como se o cuidador trabalhasse quase dois empregos de 40 horas semanais!

Com o avanço do quadro demencial, essa carga de cuidado aumenta, uma vez que as capacidades para realizar as tarefas básicas do dia a dia do idoso adoecido vão sendo comprometidas. O cuidador passa a supervisionar ou a conduzir atividades como a tomada de medicamentos, a higiene pessoal – em especial o banho – e a alimentação. Outro aspecto que aumenta a carga de cuidado são as alterações psicológicas e comportamentais das demências, que costumam acentuarem-se a partir do estágio moderado da demência. Refiro-me a comportamentos como agitação e a reações como irritação, agressividade ou delírios – pensamentos que não condizem nem um pouco com a realidade, como de estar sendo perseguido, roubado ou, até mesmo, ciúmes sem qualquer embasamento. Mais adiante, falarei sobre essas alterações e sobre a forma que elas devem ser compreendidas e evitadas.

Através desse aprofundamento na análise das tarefas relacionadas à jornada do Alzheimer, considerando não apenas a quantidade de horas cuidando (lembro que supervisionar também é cuidar) e a necessidade de mudar os planos da própria vida e o luto antecipado que mencionei anteriormente, entende-se o risco real, e elevado, para o surgimento do Estresse do Cuidador. Talvez, entre todas as doenças crônicas, o Alzheimer seja uma das que apresenta maior carga de

---

[6] ALZHEIMER'S DISEASE INTERNATIONAL (ADI). Global estimates of informal care. London, july 2018.

cuidado, tanto pela dependência que acarreta ao portador quanto pelo tempo de evolução, que costuma ser prolongado.

Por essas razões, independentemente da classe social ou lugar no mundo, o Estresse do Cuidador atinge em média duas em cada três pessoas que enfrentam o desafio do cuidado em Alzheimer. Isso mesmo, as pesquisas apontam que em torno de 60% dos cuidadores sofre algum grau do ECDA![7] A maioria acaba, em meio a tantas tarefas que precisam ser realizadas diariamente, percebendo suas capacidades sendo superadas pelo cansaço, pela confusão de sentimentos e por alterações na própria saúde. E, como vimos, o ECDA é um estágio anterior a doenças perigosas e que reduz muito o bem-estar dos cuidadores. *Sei que repeti essa frase umas três ou quatro vezes. Fiz de propósito para que esse alerta fique bem registrado a partir de hoje.*

Sobre a conexão entre o ECDA e o adoecimento, ficou mais fácil a sua compreensão, há uma relação de causa estabelecida: quanto maior o grau de estresse e sua duração, maior o adoecimento do cuidador.

Uma das doenças mais comuns causadas pelo ECDA é o transtorno de humor: após meses vivenciando essa situação de sobrecarga diuturnamente, 40% dos cuidadores desenvolvem depressão – doença marcada pela tristeza, pela perda de prazer e por uma série de alterações que impactam a saúde como um todo.[8] Tanto na depressão quanto no transtorno de ansiedade, cuidar pode se tornar uma tarefa muito mais difícil, quase que insuportável. Sentimentos confundem-se a toda hora e os familiares cuidadores tornam-se ainda mais vulneráveis a permanecer num ciclo de ainda mais sofrimento.

---

[7] ALZHEIMER'S ASSOCIATION. 2021 Alzheimer's Disease Facts and Figures. *Alzheimers Dement* 2021; 17(3).

[8] SALLIM, A. B.; SAYAMPANATHAN, A. A.; CUTTILAN, A.; HO, R. Prevalence of Mental Health Disorders Among Caregivers of Patients With Alzheimer Disease. *J Am Med Dir Assoc.* 2015 dec; 16(12):1034-41.

O QUE É O ESTRESSE DO CUIDADOR NA DOENÇA DE ALZHEIMER (ECDA)?

Buscando uma definição, temos que o Estresse do Cuidador na Doença de Alzheimer (ECDA) é um estado de desgaste psicológico e físico perpetuado pelo cuidado de uma pessoa com a demência. Ele instala-se quando as demandas – as tarefas do cotidiano e sua carga afetiva – sobrepõem as capacidades de resiliência do cuidador.

O ECDA por si só diminui significativamente a qualidade de vida, gera inquietude, desencadeia emoções e sentimentos negativos. Além disso, ele piora muito a capacidade de exercer as tarefas relacionadas ao cuidado de uma pessoa com Alzheimer.

Quem dele sofre passa a experimentar menos paciência e flexibilidade mental, capacidades tão necessárias no cuidado de pessoas com as dificuldades de compreensão e de organizar seus pensamentos, como são as portadoras de demência.

O ECDA também leva a maior instabilidade emocional, que tem na *irritabilidade* um sinal de alerta importante. Dentro da cabeça do cuidador, os espaços podem ser ocupados por emoções muitas vezes negativas, assim como a baixa autoestima. Essa situação limita a possibilidade que as emoções chamadas de positivas se instalem e ajudem a manter o equilíbrio psicológico, a enxergar alternativas e até mesmo todo o valor do que está se fazendo, quanto se está cuidando bem, dentro das possibilidades. Fica fácil, infelizmente, associarmos esse quadro a um terreno fértil para o adoecimento.

Posso, de uma maneira muito simbólica, usar a analogia do estado psicológico do cuidador com ECDA ir transformando-se num galho envelhecido, seco, frágil e sem seiva. À menor tração, ele não aguenta, quebra. No cuidado complexo como o que é prestado às pessoas com Alzheimer, numa jornada cheia de ventanias e pressões, o ideal seria termos as características de um galho verde, flexível, resistente, com capacidade inclusive de se renovar e brotar novas folhas.

O Estresse do Cuidador também pode impactar na dimensão espiritual, com redução na capacidade de ter fé e esperança, de exercer o perdão. Há também dificuldades em vivenciar as duas formas de compaixão, aquela para com o outro que sofre e aquela para consigo mesmo, que é chamada de autocompaixão.

A saúde espiritual pode ser explicada através da relação com uma força ou entidade divina (Deus, a natureza ou algum tipo de energia) e com a capacidade de encontrar sentido na vida. Percebo que, numa situação de esgotamento – quando tanto o físico quanto o mental já não conseguem mais suportar tantas tarefas e sentimentos –, essas dimensões da espiritualidade podem, sim, ir se reduzindo e deixando de ser um dos principais recursos do cuidador para manter ou recuperar sua saúde.

Nessa perspectiva, das consequências e de como o ECDA pode causar sofrimento e reduzir a capacidade de cuidar, entende-se os porquês dessa condição ser reconhecida internacionalmente como problema de saúde a ser diagnosticado, prevenido e tratado. Portanto, não se pode dar uma assistência médica ou de amparo social em Alzheimer sem considerar o cuidador.

Resiliência e sentido: fundamentais para o bem-estar do cuidador

Na física, a resiliência se refere à propriedade que um material estrutural, como um metal, por exemplo, apresenta de suportar diversas pressões sem ficar permanentemente deformado. Aqui, contudo, estamos falando da resiliência como uma condição psicológica. Ela representa um conjunto de recursos mentais disponíveis naquele momento e a capacidade de significação de uma pessoa, que lhe permitem permanecer saudável apesar da exposição a severas adversidades, a crises. Também se pode considerar a resiliência como os recursos que permitem uma recuperação mais rápida da saúde após o impacto inicial de uma crise ou de um estresse.

Para compreender sobre prevenção e tratamento do ECDA, quero que você preste bastante atenção nestes próximos raciocínios.

(1) Quando a quantidade e a continuidade das demandas são maiores do que a resiliência de quem cuida, instala-se o estresse do cuidador.

(2) Quando quem se torna responsável por cuidar não consegue encontrar um sentido ou propósito nessa nova função apresentada pela vida, ou quando o sentimento de luto ou revolta predomina, temos um aumento considerável do risco para o estresse do cuidador.

Dessa forma, para facilitar a compreensão, podemos considerar uma balança. De um lado está a carga de cuidado, o tipo de tarefa e o tempo dispendido; do outro, as capacidades de resiliência e de conseguir encontrar sentido nos desafios da vida, de ressignificação.

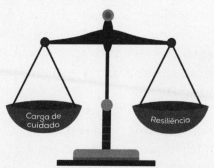

Figura 1. A balança do Estresse do Cuidador na Doença de Alzheimer: Carga de Cuidado x Resiliência

Aqui acho extremamente importante destacar um aspecto sobre adoecimento psicológico perante situações complexas como essa do cuidado de um familiar com Alzheimer. Uma amiga que é professora da Psicologia, a Dra. Carmem Giongo, faz pesquisas sobre o estresse e me deixou este alerta ao revisar o livro: "Leandro, tenha cuidado em não dar espaço para que o cuidador acredite que é culpa dele esse processo de adoecer na tarefa de cuidar". Achei muito pertinente essa orientação e toda a conversa que tivemos sobre o assunto.

No processo de análises de doenças – e aqui tenho tratado o ECDA da mesma forma – existem diversos fatores determinantes a serem considerados, que vão desde aspectos genéticos, passando pelo desenvolvimento nas fases iniciais da vida, rede de apoio e relacionamentos, alimentação, estresse, até o acesso a recursos promotores de saúde. Quando trouxe essa imagem da balança entre a carga de cuidados demandados e a resiliência, a intenção foi representar uma analogia bastante simples, com intenção didática. Há situações nas quais, no entanto, mesmo com uma ótima condição psicológica, ou seja, com muita resiliência, o cuidador pode entrar em estresse grave ou mesmo desenvolver algum tipo de adoecimento.

Existem, sim, muitos outros elementos que influenciam o surgimento ou que acabam por proteger do ECDA que não dependem diretamente das decisões do cuidador ou da sua vontade, como, por exemplo, traços de personalidade, experiências anteriores e o *status* da saúde. A rede de apoio social é extremamente importante – muitos acabam ficando isolados e experimentando a solidão –, a condição financeira também é aspecto significativo que inviabiliza o cuidado ideal e a melhor qualidade de vida para todos os envolvidos, e outro ponto relevante são as características da família, que também influenciam, e muito, na superação do luto, na divisão de tarefas e na resolução de crises.

Por fim, dentro dessa análise do que influencia o surgimento do ECDA, tem-se o próprio jeito de ser do idoso que desenvolveu o quadro demencial: há pessoas que são mais fáceis de cuidar, outras com uma personalidade que facilita o dia a dia e outras nas quais pode acontecer bem o contrário, com acentuação de posturas conflitivas. Há uma importante variação que deve ser levada em conta, para muitas famílias o cuidado é mais difícil, em especial nas fases iniciais da demência, por características da personalidade do idoso adoecido; elas, quando somadas à anosognosia – que é a falta de reconhecimento que se tem dificuldades com a própria memória –, tornam cada mudança necessária, como a supervisão na hora de tomar os medicamentos, por exemplo, um verdadeiro jogo de xadrez, uma conquista.

Apesar desses fatores relevantes, eu retomo aqui a ideia da balança. Ela é bastante útil para, como disse, conseguirmos traçar estratégias de prevenção e de tratamento para o ECDA. Através dessa imagem, posso mostrar caminhos que dependem, na maioria das vezes, da escolha do cuidador; de atitudes que, dentro dessa situação difícil, se forem tomadas, promoverão mais saúde.

Num dos pratos da balança, naquele com as capacidades de proteção, está a capacidade de encontrar sentido – ou propósito, como queira – nos desafios diversos que a vida nos oferecer. A ciência tem comprovado o que muitas religiões e práticas espirituais apontam: ter sentido aumenta a longevidade e promove equilíbrio mental. Acho que, provavelmente, esse seja um dos segredos para viver bem, com saúde plena, em qualquer circunstância.

O sentido da vida e o cuidado em Alzheimer

Gosto muito dos ensinamentos do médico austríaco Viktor Frankl, criador da terapia do sentido da vida, também chamada de logoterapia. Ele foi um pensador brilhante e, ao longo dos anos preso num campo de concentração nazista, aprimorou e comprovou sua teoria sobre o sentido. Sobrevivendo ao caos e à perda de praticamente toda sua família, ele conseguiu enxergar no ser humano uma capacidade extraordinária de liberdade de escolha, mesmo em situações dificílimas. A essa capacidade de liberdade extremamente pessoal, de decidir sobre como agir, ele atribuiu uma das formas mais significativas de encontrar sentido no dia a dia.

Frankl ensinou que não há um sentido único ao longo da vida, vamos encontrando sentidos conforme as circunstâncias que ela nos apresenta. Ele apontou que o sentido é descoberto pela própria pessoa, sendo extremamente individual. Na cultura japonesa, olha que interessante, há um conceito chamado *ikigai*; ele é muito parecido ao que Frankl observou e desenvolveu e pode ser definido como o propósito, o motivo pelo qual se levanta a cada manhã.

Na teoria de Frankl, que provoca o ser humano a ser continuamente responsável por suas decisões, pode-se encontrar sentido na vida através do exercício da criatividade, como num trabalho ou na arte; na prática de valores atitudinais como os afetos, o amor, o cuidado; e, algo que também tem muita relação com a situação do cuidado em Alzheimer, na dignidade diante de uma situação da qual não podemos mudar, algo que está posto pela vida e não há como reverter ou, então, algo de que não se pode simplesmente fugir.

Frankl vivenciou e testemunhou nos terríveis campos de concentração nazistas como o sentido na vida, em especial na forma de responsabilidade assumida na manutenção da dignidade, protegia do desespero e da morte. Talvez essa seja a primeira forma de encarar a tarefa de cuidar de um familiar com Alzheimer dentro da perspectiva da logoterapia: vencer a negação e encarar, com dignidade, a situação posta pela vida.

Quando se consegue superar, ou conviver com os sentimentos naturais relacionados ao luto antecipado e com toda a confusão emocional que o imprevisto Alzheimer costuma ocasionar, é possível considerar os ensinamentos de Frankl e neles encontrar caminhos para ressignificar cada dia. Esse sentido, porém, não é algo que pode ser imposto de fora para dentro, por outra pessoa. Ele é atingido após um processo de transformação, que envolve tensões, mudanças e um pouco de tempo.

O sentido no cuidado de um familiar com Alzheimer tem a ver com ressignificar esse momento da existência, com a adaptação do projeto de vida, das relações com as outras pessoas e consigo mesmo. Essa transformação pessoal – que acontece em velocidades e intensidades diferentes em cada cuidador – é o espaço para o encontro do propósito de cada dia, de cada semana. Quando se amplia a análise da última fase do luto, a aceitação, trouxe que ela pode ser dividida em três momentos. Os dois primeiros são totalmente relacionados a essa perspectiva do pensamento de Frankl: a experimentação de novas tarefas e a busca por sentido.

Essa ordem de descrever as etapas do luto mostra aspectos interessantes na ressignificação do novo papel de cuidador, primeiro que dentro desse processo, que pode durar meses, o sentido ganha terreno apenas nas fases finais, não no começo, quando há negação, raiva ou tristeza. A capacidade de encontrar um propósito é adquirida aos poucos, por isso, não há pressa alguma na sua imposição, quer seja por outras pessoas, quer seja pelo próprio cuidador. E, dentro da fase final de superação do luto antecipado, há um estágio de experimentação que antecede o da busca por sentido, ou seja, é preciso sair um pouco de si, do lugar de impacto, para novamente olhar o mundo, as novas possibilidades e esse processo também é gradual. O problema é que, muitas vezes, os cuidadores são cobrados pelos filhos e amigos por não fazer tal e tal atividade, mas não conseguem sair da paralisia. É importante todos da família estarem atentos a esse tipo de cobrança, porque ela pode aumentar a tristeza e deixar o cuidador mais confuso ou com pior autoestima. Por outro lado, pequenos passeios, visitas a amigos ou parentes queridos e aulas experimentais de pilates, por exemplo, podem surtir um efeito muito positivo em quem ainda não está com a etapa da antecipação bem consolidada.

Cuidar pode, sim, ser uma forma de encontrar um novo sentido na vida, em especial quando consideramos isso como um ato de amor. Talvez se possa encontrar sentido também estimulando a criatividade como forma de um novo desafio, ou se tornando um militante, um defensor de pessoas que passam pelo mesmo problema, mas estão em condições menos favorecidas. Por fim, manter a dignidade, quando não se pode mudar os fatos e quando a vida chama para uma nova responsabilidade.

Pesquisas com cuidadores mostram que aqueles que conseguem encontrar propósito na nova função, nesse novo papel, acabam se fortalecendo contra o próprio adoecimento. Tentar equilibrar a balança funciona. Estudos que analisaram os conceitos de sentido da vida e de *ikigai* mostraram que cuidadores com níveis mais elevados de propósito conseguiram superar as adversidades da tarefa de cuidar de um familiar com demência.

Fica aí, sem dúvidas, um caminho interessante. Talvez, além das leituras e das aulas sobre cuidado, quem sabe se possa conversar com alguém que conseguiu ressignificar sua vida a partir da tarefa de cuidar de um ente querido com Alzheimer. Isso pode ser de extrema valia para orientá-lo nessa jornada. Em algumas situações experimentei colocar famílias em sofrimento em contato com outras que conseguiram ressignificar suas vidas, para que esse tipo de experiência pudesse ser compartilhado. Essas trocas deram muito certo. Na verdade, considero que esse é um dos aspectos positivos dos grupos de apoio a cuidadores. Nesses espaços, que agora também estão em plataformas on-line, é possível essa troca, a experiência da escuta, essa oportunidade para dar esperança para as famílias em elevado grau de estresse.

Além da educação especializada para cuidadores familiares, acredita-se que esses grupos de apoio mútuo e de troca de experiências sejam fundamentais não só para o desenvolvimento de competências de cuidado, mas para a construção de crenças positivas e realistas em relação ao processo de cuidar de um familiar com Alzheimer. Ao escutar experiências de maneira repetida, os cuidadores conseguem mudar, e muito, a sua própria forma de refletir sobre os desafios e as mudanças que precisam encarar.

Sei que, ao falar em relações familiares, nem tudo é tão simples. Existem muitas histórias diferentes; famílias carregam muito passado, coisas boas e outras nem tanto. Quando fomos amados e cuidados por nossos pais ou companheira ou companheiro por 30, 40, 50 anos, parece mais fácil encontrar sentido no cuidado em forma de carinho, de retribuição. Algumas vezes, porém, as relações não foram do tipo mar de rosas e assumir essa responsabilidade pode ser um pouco mais trabalhoso ou mesmo inviável emocionalmente. Esse aspecto, de como era a relação entre os familiares, deve também ser considerado e dividido com os profissionais que cuidam de uma pessoa idosa com demência. Muitas vezes, é necessário que se busque apoio de mais profissionais porque sentimentos ligados à injustiça, à culpa e à raiva se tornam recorrentes e, sozinho, o cuidador não consegue superá-los.

Cuidados em Alzheimer exigem competências

Até agora foi possível perceber que chamar a tarefa de cuidar de um familiar com Alzheimer de DESAFIO não é nenhum exagero. Dar assistência a uma pessoa com demência requer uma série de atitudes, muitas vezes envolvendo tomar decisões difíceis, e, o que também é importante, exige a disposição para aprender sobre o ato de cuidar. Além da presença – e me refiro a uma atitude de presença muito significativa, em especial nas fases moderada e avançada, algo que pode chegar a mais de 300 horas de cuidado ou supervisão por mês –, é preciso também aprender sobre como cuidar, o saber como fazer na prática. Isso é o que chamamos de competências! Ajudar na hora do banho, por exemplo, demanda adaptações e o uso de algumas táticas precisarão ser aprendidas.

Ao longo desses anos escutando, estudando e orientando, posso lhe dizer de maneira muito direta: não há como cuidar bem ou cuidar e permanecer saudável sem estar aberto ao aprendizado sobre Alzheimer. Lembre-se bem disso!

Repito: não há como cuidar bem ou cuidar e permanecer saudável sem estar aberto ao aprendizado sobre Alzheimer.

A grande dificuldade é que, diferente de uma formação profissional, quando você primeiro aprende para depois colocar em prática seus conhecimentos, na função de cuidador não há esse tempo, essa oportunidade. A demanda de cuidado surge ali na sua frente, num episódio de incontinência urinária pela primeira vez, numa agressividade em quem sempre foi calmo ou num delírio de roubo de um dinheiro que está guardado em qualquer lugar do roupeiro, ou no pote de biscoitos na cozinha. O que fazer quando seu pai, ao entardecer, pede para ir para casa, mesmo estando nela? As demandas vão surgindo a cada dia e é necessário estar aberto ao aprendizado sempre.

Hoje, em todas as recomendações das entidades que orientam o cuidado de Alzheimer ao redor do mundo, como a própria Organização Mundial da Saúde, há destaque para a necessidade de amparar e ensinar o cuidador. Nas ações públicas de que participo para melhorar o cuidado de pessoas com demência no país, como a criação e a implementação do Projeto de Lei 4.364 (que poderá se transformar na Lei Nacional do Alzheimer e já foi aprovado no Senado Federal em novembro de 2021), há todo um foco justamente na importância dos familiares cuidadores, na sua capacitação e na sua saúde.[9]

Na medicina em geral, em especial nos casos de condições crônicas e complexas, chamamos essa estratégia de ensinar o cuidador de *empoderamento*. É uma palavra forte e ela traduz o impacto desse aprendizado: você vai ser mais forte a cada dia que aprender algo novo sobre como cuidar e sobre como não adoecer!

Mas o que a pessoa deve buscar aprimorar quando se torna cuidadora de um familiar com Alzheimer? Ao longo da jornada da doença, as seguintes competências devem ser desenvolvidas:

- Conhecer como surge a doença.
- Comunicar-se adequadamente, conversar e entender a pessoa com Alzheimer.
- Não discutir, em especial na intenção de forçar com que a pessoa aprenda ou concorde com seus argumentos.
- Aceitar que existe uma doença e que não é algo intencional do seu familiar.
- Orientar na hora do banho, da alimentação e de sair de casa.
- Proteger seu familiar de erros que ele mesmo poderá cometer contra si próprio, colocando a sua vida em risco.

---

[9] SENADO FEDERAL. Projeto de Lei 4.364/2020. Disponível em: https://www25.senado.leg.br/web/atividade/materias/-/materia/144381.

- Valorizar atividades de estímulo tanto físico quanto mental.
- Reconhecer os sinais de que algo de errado está acontecendo, como dor ou uma infecção, uma vez que a verbalização de quem é acometido por demência passa a ser diferente, muito limitada.

Enfim, a missão de cuidar de um familiar com Alzheimer demanda essa abertura para aprender, para buscar desenvolver competências sempre. Elas lhe facilitarão superar situações delicadas, evitarão sofrimento desnecessário e, o melhor, aumentarão sua capacidade de manter o centro, a paciência, a compaixão e a serenidade.

Sei que fica parecendo até óbvio quanto é importante aprender numa situação complexa como esta, mas não é tão simples assim para muitas pessoas. Algumas apresentam dificuldade em aceitar o fato que elas ignoram conhecimentos e que precisam se colocar no lugar de aprendiz. Essa percepção de que não é necessário aprender aumenta quando há níveis elevados de estresse, de depressão ou na presença de vergonha dos familiares em relação à doença – o que é chamado de estigma.

Outra situação que costuma impedir que muitas famílias busquem esse tipo de preparo, a meu ver, é a negação da doença. Quando se nega o Alzheimer, se perde muita oportunidade para aprender e para cuidar melhor. A negação impossibilita que se consiga fazer prevenção de sofrimento para todos os envolvidos e que os profissionais de saúde possam agir com proatividade, ou seja, antes dos problemas acontecerem.

O Alzheimer além da perda de memória: a carga das alterações psicológicas e comportamentais no cuidado

A evolução das demências, como é o Alzheimer, ocasiona, devido à perda de funções cognitivas, incapacidades em quem é por elas afetado. Aos poucos, realizar as tarefas mais simples vai se tornando complicado; lidar com o próprio dinheiro, não cair em golpes, sair de casa sozinho, dirigir e tomar os medicamentos de maneira independente são exemplos dessas incapacidades no decorrer da doença. O idoso também passa a necessitar de supervisão para evitar que se machuque, isso devido ao prejuízo que a doença traz a seu senso crítico. Não é só a memória que fica limitada, a capacidade de avaliar e de tomar decisões adequadas também é afetada com o avanço das lesões do Alzheimer. Como a noção do que é ou não arriscado passa a ficar prejudicada, os riscos aumentam.

Até aqui, ajudar o familiar com Alzheimer a realizar as tarefas do dia a dia e supervisioná-lo para protegê-lo de riscos são duas formas de cuidado necessário. Porém, como mencionei anteriormente, há outras complicações típicas das demências que tornam a tarefa ainda mais complicada. Refiro-me às alterações psicológicas e comportamentais das demências. Além do prejuízo na memória, na capacidade de prestar atenção e de se localizar no tempo e no espaço, as demências costumam levar a alterações psicológicas como ansiedade, depressão e delírios – são os pensamentos que não encontram respaldo na realidade dos fatos –, além de mudanças no comportamento, como agitação, manias e vontade de caminhar durante a noite.

A grande maioria das pessoas com demência, quase 90%, vai apresentar alguma dessas alterações na jornada da doença e, por isso, comprcendê-las é importante. Saber o que são, quais as suas possíveis causas, os fatores que as precipitam (comumente chamados de gatilhos) e como acolher e ajudar seu familiar nesses momentos é estratégico, ou seja, está relacionado a se conseguir cuidar bem, a evitar sofrimento de todos os envolvidos.

Entre essas alterações, temos algumas que causam mais estresse nos cuidadores. São elas: *agitação, agressividade, desinibição, delírios, alterações em movimentos corporais e insônia.*

Quanto mais preparado e capacitado estiver o cuidador, mais fácil será para ele e para o familiar cuidado enfrentarem e superarem essas alterações. Lembrando, aqui, que o ECDA retira de quem dele sofre (do cuidador) muitas das capacidades mentais que são fundamentais justamente para quando o idoso está agitado ou agressivo. Nesses momentos difíceis, a comunicação se torna ainda mais importante para que a pessoa com Alzheimer se acalme. Quando feitos com ternura e de forma que não cause mais ansiedade no idoso com Alzheimer, a fala e os gestos são ferramentas que acalmam bastante. Porém, quando o familiar cuidador fica impaciente, com menos flexibilidade e menos compaixão, a sua capacidade de comunicação adequada tende a piorar; e imagine, então, o que passa a acontecer com quem é por ele cuidado.

Em muitos casos, outros elementos que fazem a diferença nessas situações de crise são a criatividade e o resgate do bom humor. Falar tanto em criatividade quanto em bom humor pode parecer orientações que forçam a barra, como dizem os mais jovens, no entanto são utilizadas por muitos cuidadores.

Fica, então, este outro conselho: estude bastante sobre as alterações psicológicas e comportamentais! Elas provavelmente irão acontecer e o seu papel será fundamental na prevenção e no manejo não farmacológico!

O que será que acontece com o idoso quando seu cuidador está estressado ou adoecido?

Nos últimos dez anos, as pesquisas comprovaram quanto o estresse e o adoecimento do cuidador impactam diretamente em piores resultados clínicos no idoso com Alzheimer que é por ele cuidado. Quanto mais esgotado estiver o cuidador, podemos observar maior agressividade, maior uso de psicofármacos, em especial os chamados antipsicóticos, e menor quantidade de atividades de estímulo e promotoras de qualidade de vida no idoso que é por ele cuidado. Há uma piora significativa no cuidado quando quem o exerce não está bem – isso está definido e é de conhecimento dos profissionais de saúde no mundo todo.

Veja quais são as consequências diretas do ECDA para o idoso adoecido e para a relação dele com o cuidador:

- Piora nos sintomas comportamentais, como agitação, agressividade ou apatia (perda de iniciativa).
- Atitudes de cuidado de estímulo acabam sendo reduzidas, como fazer exercício físico ou realizar atividades para a mente.
- A comunicação passa a ser feita de maneira não adaptada e até mesmo rude, muitas vezes beirando ao que podemos chamar de comunicação violenta.
- Pesquisas também mostram que o estresse do cuidador aumenta idas à emergência.

Acho essa última informação muito significativa, porque ela me auxilia a mostrar aqueles familiares relutantes em olhar um pouco para si mesmos. É comum eu atender pessoas que colocam 100% a atenção no cuidado do seu familiar, mas que abandonam a si próprias, tratando-se com muita rigidez, como se fossem máquinas. Porém, o impacto nos familiares adoecidos por elas cuidados pode chegar a extremos. Quando há elevado grau de ECDA, *surge um risco aumentado para hospitalizações desnecessárias de idosos com Alzheimer*. Isso ficou comprovado em pesquisa feita recentemente na Alemanha, que apontou um aumento de 73% nesse tipo de internação. Quando o cuidador não está bem, seu familiar acaba sofrendo de verdade, sendo muitas vezes internado e exposto a todo o peso de uma hospitalização desnecessária. Sabe-se que, para quem tem qualquer tipo de demência, uma hospitalização costuma ser perigosa. O ambiente de uma emergência e de um hospital como um todo não costuma estar adaptado às características de uma pessoa com as fragilidades causadas pelo Alzheimer; há riscos para novas infecções, quedas e, o que é muito comum, uso excessivo de medicamentos para eventuais alterações de comportamento. Uma pessoa idosa com demência, quando hospitalizada por qualquer motivo, apresenta, então, risco muito elevado de piora no seu estado geral e, inclusive, de morte.[10]

Por todos esses motivos, o olhar para o cuidador tem sido, como mencionei, um objetivo em todas as orientações sobre o cuidado do Alzheimer realizado com alta qualidade. Não é mais algo secundário ou que pode ser deixado para depois, para quando o limite chegar ou o esgotamento existencial prevalecer. O olhar para você, cuidador, deve começar no dia do diagnóstico.

Quais são as consequências do Estresse do Cuidador em Alzheimer (ECDA)?

Sabe, tenho aprendido com os pacientes e seus familiares que a maioria das pessoas apresenta uma grande capacidade de responder a um evento estressante, de mobilizar todo o organismo para enfrentá-lo, todos os recursos mentais. Nesse sentido, o ser humano é extremamente adaptável.

---

[10] GUTERMAN, E. L.; ALLEN, I. E.; JOSEPHSON, S. A. et al. Association Between Caregiver Depression and Emergency Department Use Among Patients With Dementia. *JAMA Neurol.* 2019; 76(10):1166–1173.

Porém, quando há uma sobrecarga constante e prolongada, como acontece na jornada do Alzheimer, a qualidade de vida e a capacidade de resiliência são desafiadas constantemente, sem tréguas, e vejo que muitos acabam adoecendo de alguma forma.

Em geral, surgem manifestações psicológicas, pensamentos distorcidos, isolamento social, cansaço, insônia, e, na sequência, dores, tristeza. Cada pessoa manifesta esses sintomas de uma forma e num grau peculiar. Algumas pessoas, ao menor sinal de que não estão bem, já ligam o alerta e buscam ajuda; enquanto outras não percebem facilmente os sinais ou, então, os ignoram e tentam ultrapassar seus limites.

O ECDA aumenta os casos dos seguintes problemas de saúde em quem cuida:

- Depressão (atinge em média 40% dos cuidadores em algum momento).
- Ansiedade.
- Insônia.
- Sentimento recorrente de culpa.
- Perda de capacidade de sentir prazer e de relaxar.
- Piora na concentração.
- Aumento no risco para diabetes e hipertensão arterial.
- Piora em dores crônicas, em especial na região lombar.
- Ganho ou perda de peso.[11]

Além disso, quando o ECDA se instala, em especial em níveis elevados, verificam-se riscos aumentados também para prejuízo direto em marcadores da saúde cardiovascular (aumento na pressão arterial, elevação na glicemia, surgimento de placas de gordura nas artérias e até mesmo um "engros-

---

[11] BRODATY, H.; MARIKA, D. Family caregivers of people with dementia. *Dialogues in clinical neuroscience*, v. 11, 2 (2009):217-28.

samento" do sangue). Há, inclusive, pesquisas mostrando que o sistema imunológico do cuidador pode envelhecer precocemente quando da presença do ECDA, com desregulação da produção de um dos hormônios do estresse, o cortisol.

Realmente, os dados científicos disponíveis não são nada favoráveis aos cuidadores de pessoas com demências – e isso me mobilizou muito a organizar palestras, aulas e este livro. Há o risco maior de se tornarem sedentários, de procurarem mais médicos e de usarem mais medicamentos, em especial aqueles que atuam no sistema nervoso, os antidepressivos e os hipnóticos.[12]

Acho importante mencionar que apresentar algum desses sintomas ou doenças não é sinal de fraqueza ou de incompetência; ninguém costuma escolher sofrer dessa maneira. O desafio é realmente complexo, surge como um imprevisto e causa uma carga emocional significativa. A maioria dos cuidadores enfrenta, em algum grau, essas dificuldades em relação à própria saúde.

Ainda sobre consequências do cuidado de um familiar com Alzheimer, é relevante destacar que há risco de prejuízo numa dimensão determinante da qualidade de vida e da resiliência: as relações interpessoais. Isso é extremamente importante! É comum testemunhar famílias inteiras entrando em crise – com brigas e silêncios entre irmãos, por exemplo –, problemas matrimoniais e a sensação de abandono por parte dos cuidadores. Muitos vivem na solidão, sentem-se abandonados e invisíveis, o que dificulta que consigam superar as etapas iniciais do luto e ressignificar sua vida a partir do novo papel.

---

[12] ALZHEIMER'S ASSOCIATION. 2021 Alzheimer's Disease Facts and Figures. *Alzheimers Dement* 2021; 17(3).
CAMARGOS, E. F. DE et al. Use of psychotropic medications by caregivers of elderly patients with dementia: is this a sign of caregiver burden? *Arquivos de Neuro-Psiquiatria* [on-line]. 2012, v. 70, n. 3

Assim como o sedentarismo, o isolamento social e a piora nas relações interpessoais são marcadores de risco para o adoecimento dos cuidadores. Isso quer dizer que, quando presentes, indicam que muito provavelmente o adoecimento já está em curso. Sobre o isolamento, percebo que ele vai se instalando aos poucos e guarda relação com a própria situação de cuidado, que costuma reduzir o tempo disponível para as interações sociais do cuidador. Outro fator relacionado ao isolamento social diz respeito à vergonha das famílias em relação à doença, o que as leva a evitar contatos na intenção de guardar o segredo, não revelar o que estão enfrentando.

Há um aspecto de ciclo vicioso em relação ao isolamento social nos cuidadores de pessoas com Alzheimer e a depressão. Temos o isolamento, comumente associado à solidão, como fator de risco para a piora psicológica e, podendo retroalimentar esse ciclo, a própria manifestação da depressão, que leva ao fechamento em si mesmo, à perda do prazer nas relações e ao isolamento social.

Na pandemia pela Covid-19, o isolamento tanto dos idosos com demência quanto de seus cuidadores aumentou muito. Esse fato, com certeza, somado ao aumento nos sintomas comportamentais e psicológicos em muitos idosos, contribuiu para a redução da resiliência e do senso de propósito em parcela significativa dos cuidadores.[13]

Listei aqui algumas consequências diretas do estresse do cuidador, que tendem a acontecer quanto mais intenso e mais prolongado ele for. Lembro que o objetivo principal deste livro é evitar que você adoeça.

Até agora, você aprendeu que o Estresse do Cuidador é a porta de entrada para o adoecimento e é uma condição que

---

[13] ZUCCA M, I. V.; LORENZO, R. D. et al. Being the Family Caregiver of a Patient With Dementia During the Coronavirus Disease 2019 Lockdown. *Front Aging Neurosci.* 2021.

vai reduzir esse potencial que você tem de ser um cuidador fantástico!

Imagino que a leitura tenha causado, de certa maneira, medo e até certo desconforto devido aos dados trazidos, aos riscos a que você e seus familiares estão expostos e porque envolve circunstâncias que se aproximam da sua realidade. Essas informações e explicações são, acredite, importantes para prepará-lo para esse desafio. Fique tranquilo, logo mais falo das formas de melhorar a balança de carga de cuidado e de resiliência e ressignificação.

Sei que são informações de certa forma pesadas, mas, veja bem, não reconhecer o desafio e desenvolver o autocuidado é o pior caminho. Continue na leitura, você terminará este livro mais preparado, mais forte. Provavelmente, você será um suporte não só para quem foi acometido pelo Alzheimer, mas para as outras pessoas da família.

De todos os cuidadores, quem está sob maior risco de adoecer?

Além da balança de sobrecarga e capacidade de resiliência e de ressignificação, existem diversos fatores que predispõem ao risco aumentado para o ECDA. Dentro dos cuidadores, há grupos que estão sob um risco aumentado para o adoecimento. Quais são eles:

- Quem cuida de pessoas com Alzheimer que manifestam muitas alterações psicológicas e comportamentais, como agressividade, desinibição e instabilidade emocional – quanto mais frequentes e intensas forem essas manifestações, maior o risco para o ECDA.
- Quem cuida de idosos com muitas incapacidades na realização das tarefas do dia a dia, ou seja, quanto maior o grau de dependência, maior o risco para esgotamento.

- Os cuidadores jovens.
- Ser o cônjuge, em especial quando o núcleo familiar é muito reduzido.
- Aqueles com baixa escolaridade.
- Os cuidadores com depressão ou transtorno de ansiedade, porque há maior irritabilidade, menor esperança e menor capacidade de empatia e compaixão.
- Os cuidadores com traços de personalidade ligados a alto nível de neuroticismo, uma tendência a experimentar estados emocionais negativos, com muita preocupação e sentimentos de ameaça, além de nervosismo e baixa autoestima.
- Ser filho único ou ter a sensação de que os outros irmãos não estão ajudando – injustiça, sensação de abandono e ingratidão são terríveis para o cuidador.
- Tempo prestando cuidando – quanto mais tempo cuidando, maior o risco para o ECDA.
- Presença de vergonha (estigma) em relação à doença, o que acaba também ocasionando isolamento social e dificuldade em obter apoio de amigos ou da sociedade.
- Por fim, infelizmente o que é a realidade da maioria das pessoas, poucos recursos financeiros aumentam o risco para o esgotamento, por uma série de fatores, como acesso a tratamento e orientações adequadas e a impossibilidade de contratação de cuidadores profissionais ou acesso à psicoterapia, por exemplo.

Conhecer essas situações nas quais há maior risco para adoecimento é interessante porque, caso você ou outro familiar estejam contemplados numa delas, fica reforçado o alerta para uma reflexão mais aprofundada sobre o cuidado de si. Não se trata de uma questão de ser menos ou mais capaz de conseguir cuidar, muito menos de ser mais frágil; ter alguma dessas características, segundo levantamentos estatísticos feitos, é sinal de que o autocuidado deve ser intensificado.

Por fim, é também importante que as estratégias de enfrentamento de cada cuidador sejam consideradas. Por exemplo, quem tem por hábito evitar confrontos ou discussões, acabará engolindo mais sapos – como diz a expressão popular –, terá dificuldades em pedir ajuda e, invariavelmente, assumirá sozinho mais tarefas e terá na ansiedade e na raiva duas companhias. Aquelas pessoas que encontram nas bebidas alcoólicas ou nos carboidratos extremamente palatáveis – como os biscoitos, doces, chocolates – o alívio para dificuldades psicológicas também correm risco de adoecer na jornada do Alzheimer.

Quais são os sinais do Estresse do Cuidador em Alzheimer?

Deixo aqui os sinais de que, ao cuidar, você pode estar entrando num processo também de adoecimento. Leia com bastante atenção e faça uma reflexão com calma sobre como anda sua saúde em todos os aspectos:

- Negação sobre a doença e suas consequências, mesmo quando do diagnóstico feito por pelo menos dois médicos.
- Raiva da pessoa doente ou outros – inclusive com brigas e perda de paciência com a pessoa cuidada, com Alzheimer –, raiva também por não existir cura ou pelo fato de a pessoa doente não compreender o que está se passando.
- Isolamento social total de amigos e das atividades que antes traziam um pouco de prazer ou de alegria.
- Preocupação excessiva e incapacidade de relaxar, mesmo quando está sozinho ou quando a pessoa com Alzheimer está dormindo.
- Tristeza persistente, com pessimismo e baixa autoestima.
- Cansaço físico que torna muito penosas as tarefas do dia a dia.
- Dificuldade para pegar no sono ou muitos despertares durante a noite.

- Irritação fácil, com a sensação de pavio curto ou nervos à flor da pele, assim como se perceber muito crítico em relação aos outros e a si próprio são sinais de estresse psicológico.
- Falta de concentração e lapsos de memória.
- Não se permitir descansar, passear ou ter momentos de lazer porque isso seria injusto com seu familiar com Alzheimer.
- Medo de se afastar do familiar adoecido, por achar que ninguém mais conseguirá cuidá-lo ou com receio da opinião dos outros.
- Surgimento de problemas concretos na sua saúde, como ganho de peso, necessidade de uso de medicamentos para dormir e aumento no consumo de bebidas alcoólicas.

Você se identifica com algum desses sinais? Faça, com toda a sinceridade possível consigo mesmo, essa avaliação.

Outra forma de detectarmos a presença do Estresse do Cuidador em Alzheimer é utilizar ferramentas específicas, como a Escala de Zarit e o Questionário de Avaliação do Cuidador – que está disponível no Anexo 2 do livro.[14, 15]

A Escala de Zarit é o instrumento mais utilizado nas pesquisas que avaliam a sobrecarga do cuidador. Para preenchê-la, considere sua relação com a pessoa adoecida e com o papel de cuidador. Tente responder de acordo com a forma que esteja se sentindo na última semana.

---

[14] SCAZUFCA, M. Versão brasileira da escala Burden Interview para avaliação de sobrecarga em cuidadores de indivíduos com doenças mentais. *Revista Brasileira de Psiquiatria*, 24, 12-17, 2002.

[15] EPSTEIN-LUBOW, G.; GAUDIANO, B. A.; HINCKLEY, M. et al. Evidence for the validity of the American Medical Association's Caregiver Self-Assessment Questionnaire as a screening measure for depression. *Journal of the American Geriatrics Society*, 58(2), 387-388, 2010.

Avaliação da Sobrecarga dos Cuidadores
(Escala de Zarit Reduzida)

Sente que, por causa do tempo que utiliza com o seu familiar/doente, já não tem tempo suficiente para você mesmo?
(1) Nunca   (2) Quase nunca   (3) Às vezes
(4) Frequentemente   (5) Quase sempre

Sente-se estressado/angustiado por ter que cuidar do seu familiar/doente e ao mesmo tempo ser responsável por outras tarefas? (ex.: cuidar de outros familiares, ter que trabalhar).
(1) Nunca   (2) Quase nunca   (3) Às vezes
(4) Frequentemente   (5) Quase sempre

Acha que a situação atual afeta a sua relação com amigos ou outros elementos da família de uma forma negativa?
(1) Nunca   (2) Quase nunca   (3) Às vezes
(4) Frequentemente   (5) Quase sempre

Sente-se exausto quando tem de estar junto do seu familiar/doente?
(1) Nunca   (2) Quase nunca   (3) Às vezes
(4) Frequentemente   (5) Quase sempre

Sente que sua saúde tem sido afetada por ter que cuidar do seu familiar/doente?
(1) Nunca   (2) Quase nunca   (3) Às vezes
(4) Frequentemente   (5) Quase sempre

Sente que tem perdido o controle da sua vida desde que a doença do seu familiar/doente se manifestou?
(1) Nunca   (2) Quase nunca   (3) Às vezes
(4) Frequentemente   (5) Quase sempre

No geral, sente-se muito sobrecarregado por ter que cuidar do seu familiar/doente?
(1) Nunca   (2) Quase nunca   (3) Às vezes
(4) Frequentemente   (5) Quase sempre

Após terminar de responder, confira o nível de sobrecarga conforme a pontuação obtida.

Avaliação da Sobrecarga

Leve: até 14 pontos.
Moderada: 15 a 21 pontos.
Grave: acima de 22 pontos.

O risco para o ECDA em cada fase da doença

Conhecer como evolui a doença de Alzheimer é importante para melhor entendê-la, assim como para oferecer uma assistência mais adequada ao seu familiar. Tendo o conhecimento de quais serão os desafios esperados, é possível planejar como enfrentá-los; há menor risco para que crises surjam, assim como a sensação de que tudo está indo mal ou que se vivencia um descontrole total sobre a situação.

Na medicina, em especial no cuidado de pessoas com doenças crônicas e complexas, é comum que se valorize muito o olhar preventivo, que está relacionado à proatividade tanto dos médicos quanto dos próprios familiares após serem capacitados. Fazemos isso no cuidado em diabetes e na doença de Parkinson, por exemplo. Sabemos o que provavelmente acontecerá e quais as medidas que devem ser tomadas em cada etapa.

Em relação ao Alzheimer é importante considerar que a complexidade se dá tanto pelas limitações que ele impõe a quem é acometido, como pelo tempo de evolução. Em média, a expectativa de sobrevida após o diagnóstico fica em torno de oito anos, havendo casos que se aproximam de até 20 anos de evolução.

Na fase inicial e moderada, uma das grandes dificuldades é passar a tomar conta, assumir a responsabilidade e substituir a autonomia do familiar. Há certa confusão em relação a isso, muitas famílias acham que, ao colocar certos limites ou passar a supervisionar ações do idoso com as limitações cognitivas, haverá, então, maior prejuízo em suas capacidades mentais; acham que ocasionarão um avanço mais rápido na doença. É como se fosse melhor para a memória que o idoso fizesse tudo de forma independente. Porém, os riscos nas demências são reais e ter que tomar esse passo, essa supervisão mais de perto e limitar algumas ações, como a direção de automóveis ou saídas sem acompanhante, se torna necessário e não vai ser o que piorará o curso do Alzheimer.

Aqui, temos mais uma vez a analogia com uma balança para auxiliar na compreensão do cuidado em Alzheimer. De um lado, há a autonomia do familiar acometido pela doença. Trata-se da capacidade de decidir por conta própria. Do outro lado, a segurança ampla, que o protege de acidentes, lesões e situações que atingem sua dignidade. O tratamento da doença tem por objetivo preservar a funcionalidade por maior tempo possível e isso inclui a autonomia. No entanto, ao se distanciar do estágio leve e migrar para o moderado da demência, as pessoas começam a ter muitas dificuldades em tomar as decisões mais seguras e, dessa forma, ficam expostas a riscos diversos, desde o lidar com o fogão, passando pela direção de automóveis e o manuseio de armas de fogo.

Nem sempre analisar essa relação autonomia *versus* segurança é tarefa fácil para um cuidador ou para o conjunto familiar. Em idosos com personalidade extrovertida, que eram muito senhores de si, ou naqueles com dificuldade em compreensão, é frequente que ocorram confrontos. Muitas vezes, só após situações críticas – como acidentes de trânsito – é que as famílias se sentem aptas e menos ambivalentes para considerar mais a segurança, adaptando a autonomia do paciente para uma esfera mais reduzida em prol da sua proteção.

Com o avanço da doença, outras demandas surgem. A supervisão e o auxílio direto nas tarefas do cotidiano, como higiene, por exemplo, se tornam necessárias, aumentando a quantidade de horas de cuidado e exigindo o aprendizado de novas competências por parte da família.

Dessa forma, para cada fase da doença são esperadas competências diferentes e oscilações nos níveis de estresse dos cuidadores. Desde o momento do diagnóstico até o falecimento de quem sofre com a doença, o nível de estresse oscila, no entanto, mantendo-se na tendência de crescimento, caso não sejam tomadas as medidas preventivas. A cada nova demanda, há um pico de estresse, que tende a ser pior em casos de famílias com pouco preparo.

Há alguns anos, desenvolvi um gráfico para conseguir explicar melhor para os familiares e profissionais de saúde quais eram os momentos que mais geravam estresse do cuidador. Dá para, a partir desse conhecimento, organizar melhor os sentimentos, diminuir a sensação de perda de controle e o medo de que surpresas vão acontecer a toda hora. Pode ser que, agora, pensar sobre o futuro cause desconforto, porém, numa próxima leitura, após novas etapas na transformação pessoal, essas informações lhe ajudarão a buscar melhor preparo e a compreender o que se passa com seu familiar.

Veja, então, no gráfico quais são esses momentos que mais testam as capacidades da família.[16]

---

[16] MINOZZO, L. Como enfrentar o Alzheimer e outras formas de demência: um guia para a construção urgente de políticas públicas no Brasil. *Alzheimer360*, Juiz de Fora, 2019.

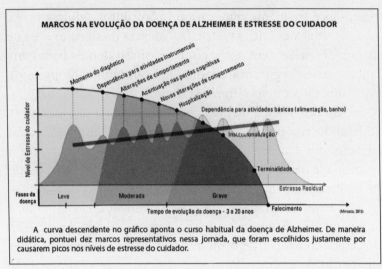

Figura 2. Dez marcos na evolução da Doença de Alzheimer e que precipitam mais estresse do cuidador

Os dez marcos na doença e que se relacionam a picos de estresse no cuidador:

1. O momento do diagnóstico definitivo.
2. O surgimento de dependência para atividades instrumentais da vida diária (sair de casa sozinho, controle das finanças e dos medicamentos).
3. As primeiras alterações de comportamento.
4. A acentuação nas perdas cognitivas apesar de todo o cuidado feito, como redução das atividades que destacavam a identidade do idoso.
5. As novas alterações de comportamento.
6. A necessidade de hospitalização por qualquer doença.
7. O surgimento de dependência para atividades básicas da vida diária (alimentação, higiene, banho).
8. A dúvida quanto a contratar um cuidador profissional ou a institucionalizar o seu familiar.
9. A situação de terminalidade – quando a pessoa fica restrita ao leito e surgem muitas complicações clínicas,

como infecções, e há a probabilidade de falecimento nos próximos meses.

10. O falecimento – é comum familiares cuidadores apresentarem vazio existencial após anos tendo o cuidado como promotor de sentido.

Será que preciso de ajuda imediata?

Essa é uma pergunta que, ao longo dos próximos meses e anos, espero que você esteja disposto a fazer a si próprio. Digo isso porque fazer essa reflexão, analisar seus sentimentos, verificar se seus limites foram ultrapassados e como está toda a circunstância de cuidado na qual você está envolvido é fundamental para evitar o adoecimento ou para buscar superá-lo.

Quando a pessoa tem a mesma rotina, sente-se cansada, dorme pouco, ela pode demorar a perceber que precisa de ajuda. Nem todos conseguem identificar o que estão sentindo ou colocar-se numa posição de estar aberto a receber ajuda. Como assim? Há pessoas que não querem ajuda? Muitas pessoas que se tornam cuidadores acabam não compreendendo os próprios sentimentos, perpetuando um estado de paralisia ou de mal-estar. Quando, nessas situações, estão presentes ideias fixas, extremamente pessimistas em relação a si próprio ou às circunstâncias e crenças disfuncionais – como ter a convicção de que se deve sofrer e é errado pedir ajuda para filhos ou outros irmãos –, o sofrimento é maior e fica muito mais difícil de construir alternativas para redução da sobrecarga.

Ao provocar conversas sobre esses assuntos com cuidadores, já ouvi muitas vezes que é sina, carma de mulher ter que cuidar sozinha e sofrer, abdicando da própria saúde. Outra crença que prejudica, e muito, é quando o cuidador acredita que somente ele é capaz de realizar o cuidado de maneira correta e que, se ficar algumas horas ou dias distante, algo de terrível acontecerá. Por fim, também é muito difícil para um cuidador conseguir transformar-se, ressignificar sua vida e preservar sua saúde quando ele é dominado pela culpa. Isso mesmo. A culpa bate nessa porta também. Ao não conseguir compreender muito bem todo o processo prolongado de cuidado que exercerá, ou quando o luto não foi bem resolvido – como diriam os psicólogos –, o cuidador pode querer ficar o tempo todo próximo ao seu familiar adoecido, sem o direito de sair, descansar e, muito menos, também se divertir.

Na verdade, as pessoas não escolhem esse tipo de crença ou pensamento que impedem o seu desenvolvimento inclusive como cuidadoras. Pensamentos que causam sofrimento surgem por conta de contextos particulares, por experiências anteriores, como decorrência de valores que as pessoas têm e também pelo desconhecimento a respeito da doença. Felizmente, há formas de superar tais pensamentos e crenças e tocar a vida em frente com sentido.

No consultório, aprendo todos os dias. Em relação a esposos, principalmente os mais velhinhos, cuidadores dos seus amores com Alzheimer, aprendi com aqueles que dizem estar tudo sempre bem. Normalmente, eles são extremamente resistentes a qualquer tipo de ajuda; escondem suas dificuldades, quer seja na sua própria saúde, quer seja nos erros que cometem no cuidado do seu cônjuge. Com esses familiares, aprendi a ficar sempre alerta quando, numa situação complexa, eles prontamente recusam qualquer ajuda e dizem estar tudo sempre muito bem.

Além dessas crenças que podem levar à recusa em ser ajudado, outro fator que contribui para o isolamento e sofrimento ainda maiores dos cuidadores é a dificuldade em reconhecer os próprios sentimentos. É uma barreira muito comum para se tornar disponível ao apoio, em especial quando a confusão mental, a perda de controle, a raiva e o próprio medo são experimentados pela primeira vez.

Destaco que muitos cuidadores jamais experimentaram situações tão delicadas, prolongadas e que exigem competências e responsabilidade como esta de cuidar de uma pessoa com Alzheimer. Por isso, o cuidador precisa ser enxergado, escutado e amparado desde o começo da jornada. Confesso que, ao escrever este livro, tenho feito muitas reflexões sobre o assunto. Uma delas é sobre quanto é importante estar disponível, assim como criar espaço para o cuidador poder falar de si.

Voltando a falar sobre as dificuldades psicológicas que podem prejudicar o cuidador, temos a falta de oportunidade para descansar e a incapacidade para relaxar – um dos sintomas típicos do esgotamento.

Nesse estágio, vivencia-se um estado que ora assemelha-se a um redemoinho, com ansiedade, confusão e ruminação das mesmas ideias, na maioria pessimistas e tristes; ora, à paralisia, com peso nas pernas, desesperança e dificuldades em concentração e na tomada de qualquer iniciativa ou decisão.

Organizei um passo a passo para como analisar o que se passa no seu contexto familiar e com você mesmo e como buscar ajuda.

- Reconhecer o problema, a carga de trabalho, os seus limites e se eles já foram ultrapassados.
- Buscar suporte com médico, psicólogo e, por que não, padre, pastor ou outro líder religioso.
- Buscar oportunidade para descansar, com revezamento entre os familiares, mesmo que por alguns dias já possibilita uma melhor organização das ideias.
- Considerar que dois turnos de ajuda por semana já fazem um impacto tremendo em quem vem há meses, anos cuidando 24 horas por dia, sete dias por semana.

A solução, após consulta com profissional de saúde, envolve medidas comportamentais de suporte e, algumas vezes, a prescrição de medicamentos para insônia, ansiedade ou depressão. No entanto, não devemos jamais apenas medicalizar essa situação e achar que o problema está resolvido, é necessário que mudanças na rotina e na forma de cuidado sejam também implementadas.

Um aspecto importante é reconhecer quando o ECDA está na sua forma mais grave, chamada de exaustão. Há uma confusão muito grande entre o estresse do cuidador e a depressão e, com isso, as pessoas são levadas a acreditar, de maneira simplista, que só o remédio, só o antidepressivo resolverá. Não é bem assim.

Nos meus atendimentos, eu costumo colocar na lista de problemas dos pacientes que atendo e cuidam de familiar com demência, se eles apresentam ou não o Estresse do Cuidador. Tento, quando possível, buscar sinais e sintomas e falar sobre a rotina do cuidado. Eu considero importante essa atenção, como que uma forma de rastreamento nos cuidadores, para que, quando necessário, eu consiga avaliar de maneira mais profunda o sofrimento, as dores psicossomáticas e as limitações psicológicas que surgem no ECDA. Por isso, sugiro que você, cuidador, sempre informe a seu médico essa situação: cuido do meu pai, ou do esposo, da esposa, da mãe, da avó ou da sogra com Alzheimer.

O médico e o psicólogo podem ajudar de muitas formas, em especial a sair do estado de estresse extremo e de depressão. Só assim, conseguindo retomar o ritmo da respiração, se consegue enxergar as outras possibilidades de ajuda. Caso contrário, na exaustão psicológica, mecanismos de defesa – como a catastrofização, a vitimização e a projeção, por exemplo –, as crenças disfuncionais negativas e fantasiosas e o pessimismo misturado com desesperança impossibilitarão a resolução dos problemas de maneira mais saudável.

Muitas vezes, quando atendo familiares nesse estágio, eles estão já com sua capacidade emocional e de raciocínio tão afetadas que nada lhes parece acessar. Acham que não há mais jeito. A desesperança é um sintoma muito impactante, muito forte e é sinal de que algo precisa ser feito.

Nesses casos, muitas vezes a escuta empática – às vezes feita até mesmo numa ligação telefônica – é uma forma de conseguir compreender e criar um vínculo de confiança e esperança para esses cuidadores e pode ser o começo de um movimento de cura.

Lembro que, no final do livro, está o Anexo 2 com escalas que auxiliam a quantificar o grau de estresse do cuidador. São ferramentas muito úteis no cotidiano do médico geriatria, e você mesmo poderá preenchê-las e chegar ao resultado. Caso o nível de estresse do cuidador seja moderado ou grave, não perca tempo, procure ajuda.

Essas escalas poderão também ser úteis para que você motive um familiar que cuida mais de perto da pessoa com Alzheimer a buscar ajuda. Um resultado alterado é um bom argumento para mudanças.

Há, entretanto, situações nas quais há um adoecimento mais grave no cuidador. Caso você ou alguém da família que seja cuidador apresente algum dos seguintes sintomas, sugiro que uma avaliação médica seja realizada quanto antes:

- Angústia, aquela sensação intensa, relacionada a desassossego, mal-estar e dor.
- Tristeza persistente.
- Cansaço extremo.
- Insônia.

- Agressividade revelada por falas rudes ou explosivas com o familiar com Alzheimer ou outros parentes.
- Automedicação com psicofármacos para dormir, para controle de ansiedade.
- Irritação permanente.
- Ideias perigosas, como vontade de morrer ou de acabar com a vida da pessoa cuidada.
- Consumo excessivo ou diário de bebida alcoólica.
- Relatos de situações de quase violência contra o familiar com Alzheimer.

Acho bem importante lembrar que a mensagem do livro não é apenas para o cuidador que mora com a pessoa com Alzheimer, mas é para ser lida por toda a família, porque, acredito, um poderá ajudar o outro a identificar sinais, a buscar ajuda quanto antes. Idosos que cuidam de outros idosos, por exemplo, podem ter grande dificuldade em verbalizar seu sofrimento, porque podem estar confusos, ou também não querer atrapalhar seus filhos.

Logo mais, destacarei o papel das crenças disfuncionais no processo de adoecimento dos cuidadores. E essas crenças, como a de acreditar que não se tem o direito de pedir ajuda, são frequentes principalmente nos cuidadores mais idosos, com dificuldade em compreender a complexidade do Alzheimer, com vergonha do que os outros irão pensar e que não querem, de forma alguma, incomodar.

COMO PREVENIR E TRATAR O ESTRESSE DO CUIDADOR NA DOENÇA DE ALZHEIMER

Você lembra da imagem da balança do ECDA? É importante retornarmos a ela. Para promover mais saúde e evitar o adoecimento, é necessário aumentar continuamente a capacidade de resiliência do cuidador e, ao mesmo tempo, estar atento à quantidade de cuidado prestado, ou seja, à carga de tarefas diárias.

Agora, após conhecer o que é o ECDA, quais são suas manifestações e os riscos que ele representa não só para o cuidador, mas para quem é cuidado, acho importante falar sobre os caminhos da prevenção e do tratamento. Destaco que as estratégias, tanto para evitar que o ECDA surja quanto para sua resolução, são, na verdade, muito próximas.

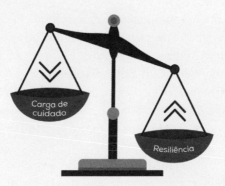

Figura 3. Balança do ECDA: de um lado, a carga de cuidado; do outro, a capacidade de resiliência e de ressignificação do cuidador

Nos cursos sobre cuidado, em especial no curso chamado Método da Gestão do Cuidado em Alzheimer (GCA), tenho mais tempo e possibilidade para melhor exemplificar e explicar cada uma dessas estratégias. Também uso as redes sociais para compartilhá-las e aprofundá-las.

Começo justamente pela resiliência, por caminhos que irão, por mais simples que pareçam, fortalecer sua capacidade para suportar momentos difíceis, como as frequentes crises ao longo da jornada do cuidado no Alzheimer. Lembre-se: não se esqueça da sua condição humana, da sua grande capacidade de suportar o estresse, assim como dos limites que todos temos.

OS CAMINHOS PARA AUMENTAR A RESILIÊNCIA DO CUIDADOR

- Aumente o conhecimento sobre a doença (diagnóstico, causas, consequências, tratamento, complicações) – conhecimento nessa situação é algo que realmente empodera e torna mais flexíveis os cuidadores.
- Evite chegar ao esgotamento (fase avançada de estresse, com sintomas psicológicos e físicos) para decidir cuidar de si.
- Garanta um sono reparador, aquele que lhe permita acordar disposto e permanecer sem sonolência ao longo do dia.
- Organize rotinas semanais e faça um gerenciamento do cuidado – essa é uma dica excelente.
- Priorize exercícios físicos regulares (de preferência ao ar livre, hidroginástica ou coletivos), são válidos mesmo quando realizados em conjunto com o familiar que você está cuidando.
- Avalie com um médico quando suspeitar de depressão (tristeza frequente, perda de interesse e prazer em atividades, alteração no sono, no apetite e irritação) ou de ansiedade (preocupação excessiva, incapacidade para relaxar, agitação).
- Busque acompanhamento de psicoterapia de suporte, com psicólogo ou médico psiquiatra que faça esse tipo de tratamento – no Anexo 3 do livro há um texto muito informativo da psicóloga Dra. Lidiane Klein, que trabalha diariamente com pacientes com Alzheimer e seus familiares
- Evite ganhar peso, mantendo uma dieta balanceada.
- Participe de grupos de apoio, como os da Associação Brasileira de Alzheimer (ABRAz) – mesmo na modalidade online, eles são válidos e há muitas pesquisas mostrando seu impacto positivo.
- Procure seu líder religioso e tente frequentar regularmente missas ou cultos. Uma pesquisa feita nos Estados Unidos

com mais de 200 cuidadores mostrou que quanto maior foi a frequência à igreja, menor foi a percepção de Estresse do Cuidador em casos de Alzheimer.

- Independentemente das suas crenças ou descrenças religiosas, pratique sua espiritualidade! Reflita sobre sua própria vida, tente se livrar de pensamentos ruins e busque sempre alternativas e recomeços.
- Favoreça conversas com enfoque em aspectos divertidos, bem-humorados, leves e de otimismo em relação à vida.
- Mantenha o convívio social e as boas relações com familiares e amigos.
- Preserve sua aparência bem cuidada.
- Procure fazer relaxamento, técnicas de respiração abdominal ou meditação (yoga).
- Não caia na tentação de ficar viciado em redes sociais – apesar da internet ser muito útil com informações sobre cuidado, o uso exagerado de aplicativos pode precipitar ansiedade e tristeza no cuidador, inclusive reduzindo o tempo para o descanso e para a realização de outras atividades de autocuidado.
- Mantenha as suas boas memórias presentes, as memórias do seu ente querida e a da sua família.
- Rompa os muros de silêncio caso os tenha construído nos últimos meses. Converse com alguém, não tenha medo de importunar.
- Valorize todo o esforço que você está fazendo em relação a seu pai, sua mãe ou seu esposo: você tomou a atitude correta, está cuidando! Essa é uma das tarefas mais difíceis, e você tem feito o seu melhor até agora. Reconheça você o seu esforço! Como seu familiar com Alzheimer estaria sendo cuidado se não fosse o seu esforço? Pense nisso.

Proponho um exercício bastante simples após lhe mostrar esses caminhos para aumentar, sob diversas perspectivas, sua capacidade de resiliência. Pegue um lápis e marque três caminhos que você identificou como fáceis para seguir desde hoje. Se estiver com dificuldade, classifique cada um dos caminhos como *Fácil*, *Médio* ou *Difícil* para ser seguido. Escolha, então, a partir dessa sua classificação.

Dentro da minha intenção em realmente querer ajudar você a se tornar mais forte, ou mesmo a se levantar, vou deixar duas orientações que considero valiosíssimas. A primeira diz sobre a necessidade de autocompaixão e a segunda sobre a ressignificação da nossa vida como cuidadores.

Tenha autocompaixão! Seja realista! Você não é um super-herói!

"Você não é o Super-Homem nem a Mulher-Maravilha" era uma das frases que abria minha palestra sobre o estresse do cuidador em Alzheimer. Ela tinha um significado muito importante: mostrar que todos temos nossos limites, nossas dificuldades. E, se há uma situação na vida que nos revela essa verdade, é a missão do cuidado em Alzheimer em nossa família. Por isso, preste atenção, não se cobre tanto! Reconheça seus limites!

Entre as nossas virtudes, há uma importantíssima para o nosso bem-estar: a autocompaixão. Por outro lado, pesquisas mostram que quando ela está reduzida, a tarefa de cuidar se torna ainda mais complicada. Esses estudos mostram que os cuidadores com baixa capacidade de autocompaixão acabam apresentando risco aumentado para o adoecimento psicológico. Com o estresse, com a diminuição das atividades prazerosas, o sentimento de cobrança excessiva e o tom crítico contra si mesmo aumentam demais. E isso não fará bem para você!

A autocompaixão é fundamental para que se consiga escapar do perfeccionismo – comprovadamente relacionado ao risco maior de sofrimento do cuidador –, da constante comparação com os outros; e a escapar da hipervalorização da opinião alheia. A autocompaixão permite ter bondade consigo, se reconhecer como um ser humano em suas limitações; e ela ajuda, e muito, a dar uma folga para o "que deveria estar sendo feito", ou com o que se tinha planejado antes da vida colocar o Alzheimer em sua família.

Nos estudos que faço sobre espiritualidade e saúde, aprendi que a autocompaixão é o que nos protege do desgaste psicológico de situações estressantes prolongadas. Pesquisas mostram que pessoas que sofreram a mesma carga de estresse apresentaram impactos diferentes em sua saúde; aquelas que, em questionários e entrevistas, apresentavam altos níveis de autocompaixão, tiveram sua saúde poupada.[17, 18]

Ao cuidar de alguém, em especial de uma pessoa idosa com demência, é esperado que se cometam erros. É compreensível, inclusive, que, em alguns momentos, você perca a paciência e se irrite. Aprender a recomeçar após esses momentos também é algo relevante para a preservação do seu bem-estar. Pessoas que remoem seus erros apresentam grande dificuldade nessas situações.

A autocompaixão, esse verdadeiro antídoto contra os efeitos prejudiciais do estresse crônico, também ajuda a não se cobrar estar sempre 100%, sempre alegre, sempre disposto, sempre otimista. A partir do momento em que você aprende mais sobre as demências, sobre como os outros cuidadores

---

[17] LLOYD, J.; MUERS, J.; PATTERSON, T. G.; MARCZAK, M. Self-Compassion, Coping Strategies, and Caregiver Burden in Caregivers of People with Dementia. *Clin Gerontol.* 2019 jan.-feb.; 42(1):47-59.

[18] MURFIELD, J.; MOYLE, W.; O'DONOVAN, A.; WARE, R. S. The Role of Self-Compassion, Dispositional Mindfulness, and Emotion Regulation in the Psychological Health of Family Carers of Older Adults. *Clin Gerontol.* 2020 dec., 2:1-13.

também reagem, sobre como melhorar, desenvolve-se, então, a capacidade de se permitir momentos normais de tristeza e de reflexão. Eles fazem parte dessa jornada e você tem todo o direito de ter momentos assim.

Gosto bastante desse versículo da Bíblia, ele fala sobre autocompaixão:

> [...] pois, se o coração nos condena, Deus é maior que nosso coração; Ele é conhecedor de tudo (João 3:20).

Na minha interpretação, essa mensagem fala diretamente com as pessoas que se cobram demais, buscam a perfeição inalcançável, culpam-se, enfim, apresentam muitas dificuldades em aceitar a si próprios.

Sabe, por mais que os especialistas tentem orientar os familiares em estado de estresse, vejo que o que mais funciona é o contato com outros familiares. Por isso, sugiro que escute como outras pessoas enfrentam esse mesmo desafio. Se não há grupos próximos da sua casa, tente experimentar os grupos de apoio on-line.

Lembre-se sempre que você não é o super-herói ou a super-heroína e que, para ser feliz, é preciso tratar-se como se fosse você mesmo um bom amigo. Responda sinceramente: o que você diria para um grande amigo que estivesse na missão de cuidar de seu familiar com Alzheimer? Diga o mesmo para si mesmo! Não seja tão duro!

Como você trataria seu melhor amigo?

Antes da pandemia da Covid-19, uma das atividades eu tinha como *hobby* era fazer palestras. Entre os assuntos que mais me despertavam interesse eram aqueles relacionados à espiritualidade e à medicina; "Compaixão, remédio para nosso tempo" era o título da palestra que mais me motivava. Na parte final daquela hora dedicada a mostrar o poder transformador da compaixão com os outros e consigo, levava ao público alguns caminhos, sugestões bem práticas, para abrir as portas dessa virtude em suas vidas.

O último dos caminhos era uma provocação que acredito caber justamente no contexto do cuidado em Alzheimer. Imagine a sua ou o seu melhor amiga ou amigo – alguém por quem você tenha realmente muito apreço e que já passou por muitas situações ao seu lado na vida. Agora, imagine essa pessoa lhe procurando, contando como sua vida mudou e como está sendo difícil e caótico cuidar da mãe com demência. Ela se sente realmente muito mal, com a autoestima superbaixa, sem achar nada em si que seja digno de elogio. Nada que faça está correto ou valendo a pena. Sente-se sozinha, abandonada. O futuro? Péssimo.

São momentos difíceis dentro da tarefa da amizade. Às vezes, estamos também cansados e sobrecarregados e esses desabafos de amigos nos pegam de surpresa. Mas o que fazer se o seu melhor amigo pede esse socorro, pede seus ombros e ouvidos para amparo?

Perguntava nas palestras se as pessoas ali presentes aproveitariam o momento de fragilidade do amigo e lhe apontariam o dedo, ou reforçariam seus defeitos. Instantaneamente, balançando a cabeça, todos discordavam. "Isso não", "de jeito algum". A maioria respondia que, mesmo que ouvir possa ser desgastante, respiraria fundo e daria suporte e esperança ao amigo: "Veja bem, fulano, não é bem assim...".

Tratar-se, em momentos de crise, como se fosse o seu melhor amigo é um exercício interessante para aumentar a autocompaixão – ou pelo menos para aliviar a cobrança excessiva sobre si mesmo. Muitas vezes, depois de um pouco de descanso ou meditação, que permitem certo distanciamento das emoções mais reativas dos problemas, é possível contar o que está acontecendo para si próprio e tentar encontrar onde se está exagerando, quais sentimentos são bons, ruins ou não levarão a lugar algum.

Vale a pena tentar!

O propósito está nos aspectos positivos do cuidar

Sei que, num turbilhão de sentimentos e demandas – e muitas vezes sem a ajuda de outras pessoas –, é complicado pensar em aspectos positivos. No entanto, para prevenir que você adoeça nessa tarefa, algumas modificações na forma de encarar a situação e certos exercícios mentais são úteis e podem ajudá-lo a ressignificar esse momento que está vivendo.

Em diversos momentos da sua vida, foi necessário um processo de mudança, de ressignificação, de encontrar um propósito para seguir em frente. Agora, a vida está, novamente, pedindo que algumas mudanças sejam feitas. Em caso de sofrimento mental, a psicoterapia – com psicólogo ou psiquiatra – é um espaço muito importante para que essa ressignificação possa ocorrer. Como trouxe anteriormente, os grupos de apoio mútuo de cuidadores também o são.

Em relação às práticas espirituais e religiosas no cuidado em Alzheimer, elas podem auxiliar, e muito, toda a família, em especial o cuidador principal. Através de rituais, como orações e meditações, pode-se organizar melhor os sentimentos e, numa comunhão direta com sua essência, pedir por mais força, paciência e resiliência. Tenho grande apreço por práticas espirituais transformadoras, que ajudem quem as pratica a aproximar-se do sentido da vida no presente, mas também numa noção de trajetória, de sermos todos seres humanos, em constante tentativa de evolução.

Entre outras práticas e estratégias para aumentar o senso de sentido na vida, o propósito dos cuidadores, temos:

- A tentativa de construir crenças realistas e positivas em relação à tarefa de cuidado.
- A troca de experiências com outros cuidadores.
- A saída do isolamento social.
- A implementação de metas de cuidado para cada dia, semana ou mês.
- Valorizar e celebrar o que está sendo feito.
- Estimular, quando possível, relações intergeracionais, como de avós com netos.
- E, algo que é o objetivo deste livro, coloque a sua saúde como propósito na tarefa de cuidado em Alzheimer. "Vou cuidar do meu pai, da minha mãe, do meu esposo e vou manter minha saúde, minha cabeça erguida." Experimente dizer isso para você mesmo! Ou tente imaginar como sentiria se estivesse tomando uma postura completamente diferente dessa que agora você resolveu enfrentar. Você se sentiria confortável?

Mas como saber se estou fazendo o bastante, o suficiente e o possível para meu familiar com Alzheimer?

Excelente essa pergunta. Considero que ela pode trazer uma paz muito maior que um comprimido de Rivotril. Tento abordar esse assunto sempre que possível quando converso com cuidadores no consultório. Faço essa tentativa porque, mesmo que eles não me façam esse questionamento, seus olhos o revelam. "Doutor, estou fazendo o máximo? Estou cuidando bem?". Sei que são dúvidas frequentes em suas cabeças. Provavelmente, você já se perguntou se está fazendo o melhor possível e vou deixar aqui sete pontos, em forma também de perguntas, que lhe ajudarão a responder por conta própria e chegar a uma conclusão realista e justa consigo mesmo.

Essa abordagem já acalmou muitos corações e espero que você guarde essas perguntas em algum lugar para que elas possam também lhe proporcionar tranquilidade e paz.

1. Seu familiar está em sofrimento, com dor ou falando sobre angústia ou tristeza profunda?
2. Seu familiar está protegido dos riscos a que o Alzheimer o expõe?
3. Você já levou seu familiar a um médico de confiança?
4. Você superou a negação da doença e aceitou todos seus desafios?
5. Seu familiar tem aproveitado alguns momentos ao longo do dia?
6. Você tem conseguido conversar com seu familiar de maneira tranquila e com ternura?
7. Por último, tem conseguido superar qualquer situação e dado suporte aos outros membros da família?

Releia essas perguntas. Conforme suas respostas, você sentirá algo fantástico: perceberá que, sim, você está no rumo certo!

Caso tenha algum ponto a melhorar, o caminho está aí revelado. Se as suas respostas forem todas positivas, excelente! Está fazendo todo o possível; o humanamente possível!

O sono do cuidador

Pesquisas mostram que o sono dos familiares cuidadores de pessoas com Alzheimer é muito prejudicado; dorme-se menos horas e em pior qualidade. Numa publicação de 2019, a Dra. Chenlu Gao e seus colegas analisaram 35 estudos feitos com cuidadores de pessoas com demência; eles constataram que, em comparação às pessoas que não exerciam essa tarefa, os cuidadores dormiam entre 2,4 a 3,5 horas a menos a cada semana, com um marcante prejuízo na qualidade do sono, ou seja, na capacidade para restaurar as energias para o dia seguinte.[19]

Podemos encontrar diversas explicações para esses problemas de sono nos cuidadores, como o ECDA, a depressão ou a ansiedade e, o que é comum, as próprias dificuldades de sono do familiar idoso com demência. É difícil trazer orientações que sirvam para a maioria dos casos dos cuidadores com problemas de sono, por isso, considero importante que essa dificuldade sempre seja compartilhada com o médico que está cuidando da família. Outro ponto importante é que os membros da família tenham uma comunicação franca entre si e que haja auxílio para que o cuidador principal possa recuperar seu sono ou ter noites de descanso. É impossível cuidar bem quando não se consegue dormir pelo menos seis horas por noite! Não há como manter a mente flexível, as capacidades de empatia, de compaixão e de comunicar-se com ternura.

É fundamental que a pessoa com Alzheimer ou outra demência e seu cuidador durmam bem. Muitas vezes, mudanças em medicamentos ou pequenas adaptações podem auxiliar. Doenças da próstata, dor, efeitos adversos de medicamentos e má higiene do sono, por exemplo, são problemas de saúde no idoso que podem ser resolvidos com a ajuda do médico.

Retomando o estudo de revisão liderado pela Dra. Gao, nele houve a constatação de que intervenções para melhorar a qualidade do sono foram eficientes nos cuidadores. E levarmos isso em consideração é bem importante. Nessa mesma linha, em 2021 outra publicação científica comprovou que é,

---

[19] GAO, C. et al. Sleep Duration and Sleep Quality in Caregivers of Patients With Dementia: A Systematic Review and Meta-analysis. *JAMA network open*, v. 2,8 e 199891. 2. Aug. 2019.

sim, possível resgatar a qualidade de sono de familiares cuidadores de pessoas com demência. O Dr. Song e seus colegas realizaram uma intervenção diferente, não só com os cuidadores em separado. Eles fizeram sessões com as pessoas com Alzheimer e seus cuidadores, de frequência semanal, ao longo de cinco semanas. Nessas sessões, temas como higiene do sono, rotina de exercícios físicos e exposição à luz do sol, técnicas de relaxamento e meditação e treinamento para as alterações de comportamento foram abordados. Através de diários do sono, os pesquisadores constaram os benefícios da intervenção para os familiares cuidadores e para os idosos com a demência.[20]

Trouxe esses dois estudos para justamente apontar o caminho que algo pode e deve ser feito em relação ao sono. É impossível cuidar bem e manter a sanidade mental com poucas horas de sono. Às vezes, detalhes simples e um pouco de orientação médica podem trazer um grande benefício.

Não esqueça a própria saúde!

Um levantamento publicado em 2017 mostrou que até 27% dos familiares cuidadores de pessoas com demência negligenciam a sua própria saúde. Além de deixarem de lado os exames preventivos, como a mamografia, por exemplo, muitos cuidadores levam a negligência a um nível ainda mais severo: ignoram os próprios sinais do corpo![21]

O Estresse do Cuidador na Doença de Alzheimer costuma provocar confusão, sofrimento e uma série de sintomas

---

[20] SONG, Y.; MCCURRY, S. M.; LEE D.; JOSEPHSON, K. R. et al. Development of a dyadic sleep intervention for Alzheimer's disease patients and their caregivers. *Disabil Rehabil*, 2021 jun.; 43(13):1861-1871.

[21] SOLWAY, E.; CLARK, S.; SINGER, D.; KIRCH, M.; MALANI, P. Dementia caregivers: juggling, delaying, and looking forward. University of Michigan National Poll on Healthy Aging, 2017.

físicos que podem, aos poucos, estimular quem cuida a deixar de lado a própria saúde. "Isso não é nada". "Vai passar". No entanto, a maioria dos cuidadores já passou dos 50 anos e, por uma série de fatores, está em risco para o desenvolvimento de doenças.

Há poucas semanas, uma filha cuidadora da mãe com Alzheimer faleceu. Jamais passou pela minha cabeça que haveria essa inversão, que a filha fosse falecer antes da mãe adoecida! Ela havia desenvolvido um câncer abdominal. Lembro muito bem de quanto ela se empenhava em cuidar da sua mãe, até porque eu as havia visitado em casa e testemunhado quanto estava complicada a rotina de cuidados. O que me fez refletir mais sobre esse caso foi saber que a filha vinha com dores há quase dois anos e relutava em procurar ajuda para si. Talvez, quem sabe, ela pudesse estar viva hoje.

Em alguns familiares, em especial quando em elevada carga de cuidado, algumas ideias costumam orientar suas ações. Uma dessas ideias é justamente acreditar que o autocuidado e a procura de ajuda para si são irrelevantes diante da elevada complexidade que é o Alzheimer no seu familiar.

CAMINHOS PARA REDUZIR A CARGA DO CUIDADO EM ALZHEIMER

Após as orientações de caminhos para aumentar a capacidade de resiliência e de ressignificação, vou lhe trazer pontos importantes, possibilidades reais para que você possa tirar o peso do prato da carga de cuidado, ou seja, tentar fazer com que o cuidado seja um pouco mais leve. Talvez realizar todos esses movimentos seja complicado, mas é uma tarefa que pode ser executada aos poucos. No longo prazo, pelas características da jornada do Alzheimer, tudo que possibilitar a redução da carga do cuidado trará benefícios a todos.

Aqui estão os caminhos para redução da carga de cuidado:

- Aprenda muito sobre a doença e o ato de cuidar, isso facilitará a realização de muitas das tarefas, com menos brigas e contratempos.
- Divida as responsabilidades com irmãos e netos (mesmo que inicialmente tenha assumido todo o cuidado, tenha coragem e humildade para pedir ajuda).
- Busque recursos na comunidade (médico e outros profissionais da saúde, cuidador e associações).
- Procure tratamento médico adequado para a doença de Alzheimer e insista no uso das medicações conforme a orientação médica.
- Reforce o vínculo com um médico que demonstre interesse e tenha um acesso fácil para caso de intercorrências acontecerem.
- Peça para o médico organizar a rotina dos medicamentos de forma que fique mais fácil para a administração.
- Previna e busque tratamento para alterações comportamentais no familiar (medidas não farmacológicas e farmacológicas).
- Aposte na terapia com música para melhorar o humor e reduzir a agitação da pessoa com Alzheimer.
- Comunique-se claramente, lembrando que, com o avançar da doença, a forma de compreensão do idoso também muda.
- Considere sempre que o familiar com demência pode não compreender o que lhe está sendo dito ou solicitado.
- Organize rotinas em planilhas e calendários.
- Programe turnos livres (caso seja o cuidador único) para visitar amigos, divertir-se, fazer tarefas na rua ou o seu exercício físico.
- Adapte sua casa para que seja o mais prática, segura e confortável possível.

- Busque um terapeuta ocupacional para que seu familiar possa aprender novas tarefas e tenha mais independência e qualidade de vida no seu dia a dia.
- Organize, se possível, pequenas férias.
- Procure um centro-dia para seu familiar, são locais especializados onde idosos com incapacidades são bem tratados e passam o dia, sob a supervisão de profissionais especializados e com outros idosos.
- Contrate cuidadores profissionais, nem que seja para lhe ajudar por 2 turnos por semana inicialmente. Lembre-se: quem decide a hora de contratar um cuidador profissional é você com a ajuda do médico, não deixe o idoso com Alzheimer, cujas capacidades de análise estão parcial ou totalmente prejudicadas, tomar essa decisão.
- Tente priorizar avaliações odontológicas na fase inicial da doença, quando a pessoa com demência apresenta menor resistência aos procedimentos preventivos ou mesmo a tratamentos.
- Da mesma forma, busque investigar e tratar as limitações visuais e auditivas na fase inicial da doença, uma vez que a redução nessas limitações melhora a qualidade de vida, prolonga a funcionalidade por muito mais tempo.
- Busque tratamento adequado da incontinência urinária – para muitos casos há inclusive medicamentos que podem reduzir os episódios de perda urinária, que acabam sobrecarregando o cuidador.
- Tome as iniciativas que lhe protegerão (reuniões familiares, consultas médicas frequentes e, se for o caso, mediação judicial).
- Pode parecer um tanto drástico, porém deixo aqui a possibilidade de ajuda da Justiça em situações que envolvem dificuldades familiares sem solução no diálogo, negligência e problemas financeiros. A Defensoria Pública pode auxiliar em muitas dessas situações.

- Informe-se sobre os direitos das pessoas com Alzheimer, assim como da importância da curatela para questões econômicas – uma consulta com advogado ou Defensor Público ajuda, e muito.
- Estabeleça metas de cuidado alcançáveis e realistas – deixar o perfeccionismo de lado e fazer aquelas perguntas sobre avaliação de como você está cuidando ajudam, e muito, nisso.
- Busque aproveitar ao máximo os recursos do SUS na sua cidade, comece fortalecendo os laços com a equipe de Saúde da Família da sua comunidade, com o Agente Comunitário de Saúde – ele pode ajudar a conseguir acesso quando de alterações no seu familiar, receitas e outros serviços.
- Informe-se sobre os recursos disponíveis nas universidades locais, muitas oferecem atendimento multiprofissional gratuitamente ou com bom desconto.
- Verifique se em sua cidade há um Centro de Referência para Atenção à Pessoa Idosa ou um Centro Especializado em Reabilitação (CER). São locais que oferecem serviços de saúde e assistenciais que poderão ajudar-lhe.
- Priorize as tarefas mais importantes para o começo do dia ou nos momentos em que o cansaço for menor, evite também demandar muito do idoso no final da tarde caso ele tenha a síndrome do pôr do sol.
- Descubra quais ferramentas de tecnologia do cuidado estão disponíveis para auxiliá-lo no dia a dia, como sensores, alarmes e câmeras.
- Evite impor ou repetir dogmas (por exemplo, nunca colocaria meu pai num asilo ou não contratarei ajudante) e estimule a reflexão de todos os envolvidos.

Esse último ponto é relevante, e até polêmico. Tenho um material muito legal no curso para familiares sobre essa questão de institucionalizar ou não um ente querido com

Alzheimer. Mesmo que tenha sido manifestado por seu pai, mãe ou cônjuge a vontade de nunca ir para um lar geriátrico ou, então, de jamais aceitar algum cuidador em casa, não se apegue a cumprir essa vontade até ultrapassar seu limite, até que você adoeça e se torne incapaz de cuidar.

Aposto que, ao verbalizar que não gostariam de ir para um lar geriátrico, essas pessoas desconheciam todas as demandas de cuidado de que necessitariam e, muito menos, o impacto na saúde do seu cuidador. De repente, num rápido exercício de reflexão sobre cuidados, faça a seguinte pergunta: como orientaria seus filhos caso quem estivesse com demência avançada fosse você?

Hoje em dia, ninguém mais é criticado por pedir ajuda ou por reconhecer que não dá conta de cuidar de uma pessoa com Alzheimer sozinho. Não é imoral pedir ajuda, nem sinal de fraqueza ou incompetência.

Em muitos casos, a busca do psicólogo é importante para ajudar o familiar a lidar com o sentimento de culpa. Nesses anos de cuidado de famílias com Alzheimer, percebo que filhos ou cônjuges que chegaram ao seu limite e optaram por institucionalizar seu ente querido, em especial quando a doença já estava na fase avançada, superaram a fase da culpa e permanecem cuidando, porém, agora com sua saúde recuperada.

Para famílias nas quais esse assunto é tabu, ou quando um dos filhos não aceita a possibilidade, eu sempre recomendo a visita a lares que são bons. Eu vejo que muitos ficam presos à ideia, que infelizmente tem razão para existir, de que os lares não são adequados. Hoje, no entanto, o problema é a questão dos custos, pois há lares muito bons, que oferecem segurança e dignidade aos seus residentes.

Assim, como propus nos caminhos para aumentar sua resiliência, agora vamos escolher por onde começar no outro lado da balança. Retome a lista de oportunidades para que o prato da balança que representa a carga de cuidado se torne, aos poucos, mais leve para você e para sua família.

Pegue um lápis e marque três caminhos que você identificou como fáceis de seguir desde hoje. Se estiver com dificuldade, classifique cada um dos caminhos como *Fácil*, *Médio* ou *Difícil* para ser seguido. Escolha, então, a partir dessa sua classificação.

Três caminhos para aumentar a resiliência do cuidador.

1 –

2 –

3 –

Três caminhos para reduzir a carga de cuidado em Alzheimer.

1 –

2 –

3 –

"No início, a cobrança, o perfeccionismo, a comparação e a preocupação com a opinião dos outros eram elevados. Hoje, consegui reduzir.

Descobri que falar abertamente para os outros ajuda; por exemplo, contar para vizinhos, amigas, primas me aliviou.

Com tempo, terapia e cuidado de mim, o perfeccionismo reduziu muito. Se hoje não deu certo, amanhã vai ser melhor."

Maria, 45 anos, cuidadora da mãe com Alzheimer há seis anos

O tratamento para Alzheimer e outras estratégias de cuidado e promoção da saúde do cuidador

Os desafios no tratamento de um paciente e de uma família com a doença de Alzheimer começam já quando se estabelece o diagnóstico. Nem sempre é fácil, faz-se necessário realizar exames, descartar outras enfermidades, retirar medicações, testar algumas outras até que digamos, geralmente com palavras amenas, porém pesadas, que se trata de um caso da doença.

É normal esperar pela famosa negação, assim como visitas a diversos outros especialistas. Muitas vezes, costumo já indicar colegas para que, caso queiram, busquem uma segunda opinião. Não se admitem mais posturas diferentes dessa – deve-se permitir à família a dúvida e indicar como resolvê-la. De vez em quando, essa questão de reafirmar o diagnóstico persiste por bastante tempo, sendo necessário que a ela se retorne. Não é propriamente uma dúvida quanto à capacidade do médico, é o próprio fardo da doença, que cansa, desampara e confunde.

Continuando aqui um pouco na análise de como se organiza o tratamento da doença de Alzheimer é importante destacar que um paciente idoso geralmente costuma apresentar diversas outras doenças, usa muitas medicações – o que chamamos de polifarmácia – e necessita de cuidados. No caso de um paciente com demência, esse quadro costuma ser ainda mais desafiante. Hipertensão arterial, diabetes, quedas, desnutrição, insônia são comorbidades muito comuns, exigindo atenção a interações medicamentosas e outros riscos. Outra situação comum é a presença da síndrome da fragilidade, quando o idoso perde peso, funcionalidade, começa a ter dificuldades de locomoção – como a denominação aponta, encontra-se frágil, suscetível a infecções, quedas e à morte. Imagine, em meio a uma situação dessas, a família angustiar-se pelo fato de o patriarca não mais reconhecer os filhos. O que fazer?

Alimentação, exercícios físicos, estímulos cognitivos, manejo de riscos, questões burocráticas, tratar alterações de humor e comportamento, realizar testagens periódicas, garantir a adesão aos tratamentos propostos são desafios que se seguem. Destaco, no entanto, a necessidade contínua de educação dos familiares sobre a doença – do momento do diagnóstico, passando pelo momento de colocar um cuidador em casa ou auxiliando-os a colocar o idoso num lar, até o momento de tomar medidas nos dias finais. "É Alzheimer, então vocês devem saber isso e aquilo." "O cuidado agora precisa ser intensificado, é melhor colocar alguém em casa mesmo sua mãe sendo resistente." "Não vejo necessidade de colocarmos seu pai numa UTI, o mais digno é continuarmos com medidas de suporte." Tudo isso é tratar a doença de Alzheimer. É muito mais do que escolher uma ou outra medicação e deixar o peso todo recair sobre a família.

Como assim, Dr. Minozzo: tratar uma doença que não tem cura?

"Curar quando possível; aliviar quando necessário; consolar sempre." Esta frase, atribuída a Hipócrates, o pai da Medicina ocidental, cabe muito bem aqui no cuidado em Alzheimer e nas outras formas de demência. A gente tem muito tratamento para fazer; ações que promovem saúde, evitam sofrimento, diminuem riscos e antecipam problemas logo ali na frente.

Entre os objetivos do tratamento de uma pessoa idosa com Alzheimer, temos:

- Estabilização das funções cognitivas, como a memória, a atenção e a capacidade de perceber riscos, por exemplo.
- Estabilização da funcionalidade, ou seja, de realizar atividades por conta própria.
- Controle de alterações de comportamento.
- Melhora nos indicadores de outras doenças, como diabetes e problemas cardíacos, por exemplo.
- Saúde física e mental dos familiares.
- Controle e até redução dos custos totais no cuidado.

E como é feito esse tratamento? No caso das demências, em especial da doença de Alzheimer, o tratamento não se resume aos medicamentos específicos; ele é muito mais amplo! Assim, posso dizer, os medicamentos representam apenas um dos pilares do tratamento! Na perspectiva do cuidado ideal, a dieta adequada, os exercícios físicos, o sono reparador e atividades de estímulo cognitivo também são elementos essenciais. Outro ponto que vale a pena destacar é que cada tipo de demência e cada um dos estágios têm um tratamento farmacológico específico. Por isso que se deve valorizar muito a avaliação clínica para definir o tipo de demência.

Os estudos que mostraram benefício dos medicamentos atualmente disponíveis para Alzheimer e outras formas de demência conseguiram comprovar benefícios na preservação da capacidade funcional dos idosos tratados e redução nos sintomas comportamentais. Infelizmente, não são todas as pessoas tratadas que apresentam benefícios marcantes com essas medicações. No entanto, é recomendado que o tratamento seja tentado e supervisionado de perto pelo médico de confiança. Lembro que, no cuidado integral em demência, o foco é tanto o idoso com demência quanto a sua família.

Características do tratamento medicamentoso da doença de Alzheimer

O primeiro ponto sobre o tratamento atualmente disponível para Alzheimer e outras formas de demência é que, quanto antes iniciado o tratamento, melhores são os resultados. É importante saber também que, para cada estágio da doença, há uma combinação de medicamentos adequada. Por último, acho importante comentar sobre os efeitos adversos dessas medicações, eles são de fácil reconhecimento e relativamente pouco frequentes (<10%).[22]

Temos atualmente, duas classes (ou famílias) de medicamentos que tratam o Alzheimer e podem ser usados em outros tipos de demência, como a vascular, a por Corpos de Lewy e a pela doença de Parkinson.

A seguir, deixo informações sobre as principais medicações usadas para o tratamento de demências:

- **Classe dos Inibidores da Acetilcolinesterase**
  Ação: melhoria da transmissão colinérgica, ou seja, aumentando os níveis do neutrotransmissor chamado acetilcolina.
  Via oral: Donepezila (nomes comerciais: Epéz, Eranz, Donila, Lábrea, Don, Senes, etc.); Rivastigmina (Exelon, Vastigma, etc.; Galantamina (Coglive, Regressa, Gaudy, Remenyl, Elatium, etc.).
  Via transdérmica (em adesivo): Rivastigmina (Exelon Patch).
  Fases em que são indicados: inicialmente utilizado em casos leves a moderados de demência; mas, atualmente, já pode ser prescrito em todas as fases.

---

[22] BIRKS, J. S.; HARVEY, R. J. Donepezil for dementia due to Alzheimer's disease. *Cochrane Database Syst Rev.* 2018 Jun. 18; 6(6):CD001190.

Principais efeitos colaterais: náusea, vômitos, perda de peso, dor de estômago, diminuição dos batimentos cardíacos.

- **Classe dos Antagonistas dos Receptores de NMDA – Memantina**
  Ação: Antagonista dos receptores de NMDA – ação neuroprotetora.
  Via oral: em comprimidos e em gotas (nomes comerciais: MeALZ, Ebix, Alois, Heimer, Zider, etc.).
  Fases da demência em que é utilizado: moderada e grave.
  Principais efeitos colaterais: tonturas, dor de cabeça, sonolência, constipação, picos de pressão arterial.

Importante:

Uma informação relevante para os familiares é que todas essas medicações são disponibilizadas pelo SUS! Através do preenchimento de protocolo pelo médico assistente, que inclui um laudo chamado LME, as receitas controladas na forma sempre genérica do medicamento, a realização de exames de sangue e de uma imagem cerebral (serve tanto tomografia sem contraste quanto ressonância) e de um teste cognitivo chamado Miniexame do Estado Mental de Folstein, o SUS fornece qualquer uma das classes descritas, inclusive a apresentação da Rivastigmina em adesivo.[23]

Quando iniciar o tratamento?

A decisão de quando começar o tratamento farmacológico deve ser tomada individualmente. Dentre os fatores considerados na decisão, estão:

---

[23] MINISTÉRIO DA SAÚDE. Secretaria de Ciência, Tecnologia e Insumos Estratégicos (Conitec). *Protocolos Clínicos e Diretrizes Terapêuticas para Doença de Alzheimer*. Brasília, 2017.

- Qualidade de vida de todos envolvidos.
- Objetivos e benefícios.
- Efeitos adversos possíveis.
- Comorbidades – outras doenças que acometem o idoso naquele momento.
- Custos.

Após a medicação ser iniciada, é importante ressaltar que ela deve ser utilizada, se tolerada, por um período mínimo de três meses para que se possa avaliar a sua efetividade. Considera-se sucesso terapêutico quando a memória é estabilizada em seis meses de medicação.

Um problema muito comum no tratamento do Alzheimer é o seu abandono! Isso mesmo, apesar de ser uma doença complexa e haver medicações recomendadas pelos órgãos sanitários, quase 50% das pessoas descontinuam o tratamento em um ano![24] E qual seria a explicação? Diversos são os fatores que levam a esse problema, dentre os quais podemos citar:

- Expectativas exageradas (familiares acreditam que seriam a cura).
- Negação da doença.
- Não percepção de resultado.
- Não compreensão de que o curso dos resultados é de longo prazo.

Outras medicações comumente usadas no cuidado em Alzheimer

É muito comum que o idoso acometido por um dos tipos de demência apresente outras doenças, como depressão,

---

[24] CAMPBELL, N. L.; PERKINS, A. J.; GAO, S. et al. Adherence and Tolerability of Alzheimer's Disease Medications: A Pragmatic Randomized Trial. *J Am Geriatr Soc.* 2017; 65(7):1497-1504.

ansiedade e alterações no sono. Dessa forma, é frequente que também sejam prescritas medicações para tratar essas outras condições. Além disso, quando as alterações psicológicas e comportamentais próprias das demências são muito graves, como agitação ou desinibição sexual, ou não respondem bem às medidas não farmacológicas, medicações específicas podem ser iniciadas. As classes de medicações mais frequentemente usadas são os antidepressivos (sertralina, citalopram, escitalopram, duloxetina, trazodona, bupropiona e mirtazapina, entre outros) e os antipsicóticos (quetiapina, risperidona, olanzapina, aripripazol e clozapina).

O uso dessas medicações deve sempre ser supervisionado pelo médico que assiste o idoso e a família. No caso dos antipsicóticos, que são muito indicados para alterações de comportamento e insônia, é sabido que eles apresentam riscos e seu uso deve ser sempre nas menores doses eficazes e por tempo determinado. Sempre que possível, são medicamentos que devemos tentar a retirada gradual.

Quanto aos novos tratamentos, o Aducanumabe, que teve seu uso autorizado nos Estados Unidos em 2021, ainda se encontra, posso dizer dessa forma, em fase de testes. Aqui no Brasil ele não está disponível até o momento. O perfil de paciente que se beneficiaria com esse medicamento, caso esse efeito fique comprovado, é também muito específico: idosos na fase pré-clínica do Alzheimer ou na fase inicial; o que não é a realidade da maioria dos casos em nosso país. Da mesma forma, nos últimos dois anos muito tem se falado sobre o uso de derivados da maconha, como o canabidiol, nas pessoas com demência. Ainda faltam estudos que permitam aos médicos fazer essa recomendação de maneira mais precisa. Atualmente, a indicação do canabidiol, por exemplo, é restrita a casos muito selecionados de alterações de comportamento, ficando sob critério e responsabilidade do médico assistente.

Outras estratégias de cuidado e promoção da saúde do cuidador

Por que é importante a família aprender sobre cuidados paliativos?

A abordagem chamada de cuidados paliativos é extremamente importante no cuidado de pessoas e famílias com Alzheimer e outras formas de demência. Muita gente acha que se trata apenas da forma de cuidar das pessoas quando elas estão próximas da morte, porém essa visão é um pouco equivocada. Sim, na medicina, os cuidados paliativos costumam ganhar destaque nesses momentos de maior proximidade com a morte, mas eles já deveriam ser iniciados muito antes, desde quando se faz o diagnóstico de doenças degenerativas, como são as demências.

Os objetivos da abordagem cuidados paliativos nas demências são:

- Oferecer dignidade e qualidade de vida.
- Evitar sofrimento prevenível e tratável.
- Orientar nas decisões difíceis.
- Dar suporte espiritual.
- Apoiar a família.

Ao compreendermos esses objetivos, fica mais fácil perceber quanto estão relacionados com o cuidado integral e de qualidade no Alzheimer, desde o começo da trajetória. Este livro não deixa de compor um recurso baseado na perspectiva dos cuidados paliativos, uma vez que ele tem como objetivo apoiar e garantir qualidade de vida para todos, em especial para você, cuidador.

Com o passar dos anos e o avanço no quadro clínico da pessoa com Alzheimer, ela atinge o estágio mais grave, em que há restrição ao leito, em que as palavras já não são mais ditas, nem há mais vontade de se alimentar. Nesta fase, é comum – e recomendável – que o médico converse com a família sobre o que pode trazer benefícios e o que pode causar desconforto. É uma conversa para que as decisões sejam compartilhadas para o bem do paciente, para que a família saiba das opções e o que trará mais conforto e benefício. Neste ponto, o médico já tem para si que o prognóstico em termos de tempo de vida restante é reservado, ou seja, que o foco do cuidado deve ser evitar que o idoso sofra desnecessariamente.

Caso a sua família ainda não tenha conversado sobre o cuidado na fase avançada da doença e o médico assistente não tenha tido essa oportunidade, deixo aqui, então, uma orientação importante para que você inicie essa discussão. Geralmente, o melhor caminho é uma consulta com o médico em separado, sem a presença do familiar com demência.

Quanto mais cedo a família tiver orientações dentro da perspectiva dos cuidados paliativos, melhor. No entanto, as demandas de cuidado de uma pessoa com Alzheimer ou outras formas de demência são tantas que esse assunto acaba ficando para trás e, quando surge uma questão aguda, já se perdeu a oportunidade de preparar melhor os familiares. Há especialistas que orientam que o limite ideal para o começo da abordagem paliativa nas demências seja a entrada no estágio moderado, ou seja, quando surge dependência para a realização de atividades cotidianas, como sair sozinho de casa ou escolher a própria roupa.

Uma situação muito comum nos pacientes com demência nos seus últimos dois anos de vida é o aumento na demanda clínica: eles ficam restritos à cama, apresentam infecções respiratórias e urinárias, além de dificuldades na alimentação e o surgimento de lesões na pele. Em cada uma dessas crises nessa fase, a proximidade do médico e de uma equipe interdisciplinar, somada à capacidade e à compreensão dos cuidadores sobre os objetivos que se busca alcançar, faz toda a diferença.

Só que nem sempre as famílias se sentem preparadas para essas conversas e para serem consultadas pelo médico sobre as intervenções mais adequadas. Muitas vezes, o próprio médico não teve o treinamento ou a oportunidade para que houvesse uma conversa numa fase anterior, distante ainda de uma situação relacionada à tomada de decisão. Por isso, sugiro que, assim que possível, você busque informações sobre cuidados paliativos e tente conversar com o médico que cuida do seu familiar. Tenho certeza de que valerá a pena.

Revelar o diagnóstico pode causar menos sofrimento

Uma das dúvidas mais frequentes nas primeiras consultas é se devemos revelar o diagnóstico à pessoa com a suspeita de Alzheimer ou não. Há toda uma discussão ética nessa questão e aqui vou apenas destacar quais são as vantagens da revelação no processo do cuidado.

A preocupação dos familiares se dá pelo preconceito e pelo grande medo de que o idoso adoecido possa piorar seu estado psicológico ao ter o conhecimento da situação. Obviamente, há situações nas quais os pacientes não possuem mais a capacidade de compreender o que lhes é informado e muito menos medir as consequências dessa informação – e, nesses casos, costumo fazer uma conversa com a família em separado.

Sobre as vantagens em se revelar o diagnóstico para o familiar adoecido, elas podem ser divididas em dois aspectos principais. O primeiro é a diminuição do estresse em se manter um segredo. Com o passar das semanas e meses, essa proteção do familiar em relação à verdade torna-se um peso a mais para os envolvidos. O segundo aspecto se relaciona, e muito, com o assunto anterior, os cuidados paliativos. E qual seria essa relação?

A família, ao superar essa dúvida da revelação do diagnóstico, pode e deve ouvir a pessoa com o quadro demencial, refiro-me aqui nos casos ainda leves. É importante, dentro das limitações de cada circunstância, explicarmos os tratamentos disponíveis e até mesmo questioná-la sobre desejos. O ideal seria que todas as pessoas entrassem na terceira idade com essas conversas já realizadas com seus familiares, inclusive formalizando com seu médico no documento chamado de diretivas antecipadas de vontade. No entanto, enquanto essa prática ainda não se popularizou, ouvir o idoso na fase inicial pode ser interessante e ajudar a todos nas fases seguintes do tratamento.

O papel da segunda opinião médica

Apesar do avanço nas estratégias de diagnóstico das demências nos últimos anos, há ainda dificuldade em algumas pessoas em acreditar no médico quando um caso é diagnosticado em seu familiar. Esse fenômeno é compreensível por diversas razões. Há falta de conhecimento sobre envelhecimento, sobre demências e sobre o processo de passo a passo que leva o médico a chegar à conclusão de qual é o motivo, a causa dos esquecimentos naquele paciente.

Uma das estratégias importantes para que as famílias superem esse obstáculo, que pode ser tanto uma forma de negação quanto alguma dificuldade em confiar especificamente no profissional que foi inicialmente procurado, é a chamada segunda opinião. Caso mais um médico chegue à conclusão de que realmente se tem um quadro demencial em questão, a família ganhará importante elemento para avançar em todas as mudanças necessárias na forma de lidar com seu idoso adoecido.

Sei, no entanto, que nem todas as famílias possuem condições para bancar uma nova consulta com outro médico especialista, porém esse tipo de investimento costuma se pagar em curto espaço de tempo. Reforço que o diagnóstico é extremamente importante porque ele possibilita não só o início do tratamento, mas evita que o idoso se exponha a riscos de diversas ordens.

No Sistema Único de Saúde, há um recurso muito interessante chamado Telessaúde. Através desse programa, o médico da atenção primária, que atende na unidade básica ou na saúde da família, pode discutir o caso com um especialista através de recursos de consultoria. Há, também, a possibilidade de consultas com especialistas, conforme a solicitação da família. "Temos dúvidas sobre a situação de diagnóstico do meu pai. Gostaríamos de uma segunda opinião com um neurologista para que todos da família aceitem melhor o diagnóstico." Naturalmente, o encaminhamento será feito.

Ainda sobre a segunda opinião médica, é importante que os familiares busquem aprender mais sobre como se faz o diagnóstico de demências, como o Alzheimer. Saber, por exemplo, quais os papéis dos exames complementares, de laboratório e de imagem do cérebro. Acompanhar a realização dos testes cognitivos também é extremamente válido.

No meu consultório, costumo perguntar se as famílias em dúvida desejam uma segunda opinião e se querem recomendações de outros médicos. Tenho uma lista de colegas neurologistas e geriatras que estudam sobre Alzheimer que costumo recomendar. *É importante, nessa escolha, que se verifique se as demências são realmente um foco de interesse do profissional que dará a segunda opinião, para que não surjam mais dúvidas ou a confusão aumente.*

Finalizando essa estratégia importante, lembro que quando há dúvidas, a família deve tentar informar ao médico. Não é motivo para que ele se ofenda.

Destaco que uma segunda opinião é muito comum em diversas situações, como indicação de cirurgia, tratamento de câncer, de autismo e de doenças raras. Pela complexidade e pelo impacto do diagnóstico de uma doença como o Alzheimer, esse é um recurso que também deve ser considerado.

Mapear o cuidado é necessário

É normal os familiares cuidadores absorverem tantas funções ao longo do dia que acabam não percebendo quanto exercem de cuidado direto ou indireto. Aqueles que vivem sob o signo do perfeccionismo, que se cobram tanto, por mais que cuidem, acham até mesmo que não fazem o bastante.

Por essa razão, em consultas de suporte ao familiar, solicitei que colocasse no papel todas as tarefas realizadas ao longo de um dia normal e também as tarefas de caráter semanal e mensal. Esse tipo de exercício consegue tranquilizar, trazer um pouco para a realidade esses cuidadores mais ansiosos ou que se cobram que deveriam estar sempre fazendo mais.

Quando filhos ou outros familiares participam e se dão conta de toda a dificuldade e de todo o trabalho de cuidado realizado, consegue-se também um impacto na dinâmica familiar. Olha que interessante, são poucas as pessoas que sabem do tempo que se leva para alimentar por via oral um idoso na fase moderada do Alzheimer, além de todo o ritual de motivá-lo a ir até a mesa e depois a higiene bucal. Porém, com essa estratégia de mapear o cuidado exercido, a realidade fica bem destacada. Ela é bastante útil nos casos nos quais o cuidador tem dificuldade em pedir ajuda ou quando algum dos filhos superestima as capacidades do pai ou mãe adoecidos.

Outra vantagem de mapear os cuidados exercidos é verificarmos quais são as situações mais difíceis, quais o cuidador precisa aprender a realizar e quais geram alterações de comportamento no idoso adoecido – como agitação ou agressividade.

Além disso, essas informações são de grande importância para os profissionais especializados que cuidam do idoso com Alzheimer ou outras demências. Para o médico, por exemplo, é fundamental que consigamos avaliar quanto o paciente preserva ou regride em termos de funcionalidade. Essa informação nos guiará, e muito, nas escolhas de tratamento.

Reuniões familiares podem diminuir conflitos e reduzir a negação

Tenho destacado que o Alzheimer e as outras formas de demência acometem não só o indivíduo, mas toda a família. Em determinadas situações, é importante que explicações sejam dadas e uma discussão seja feita para um grupo de familiares, em especial quando há dúvidas, negação ou conflitos. Considero essas dificuldades familiares muito normais, até porque cada pessoa tem sua forma de encarar uma situação complexa como esta.

Para melhor preparar a família, costumo propor reuniões familiares de 40 minutos a uma hora. Elas podem começar com uma pequena aula sobre o que são as demências e seguir com a leitura do prontuário, explicação dos exames realizados e os tratamentos propostos. Numa reunião como essa, é sempre importante a disponibilização de materiais para leitura ou até mesmo de vídeos.

Até hoje, essas reuniões surtiram excelentes efeitos no contexto familiar. Os filhos que estavam mais distantes passaram a se envolver mais com o tratamento médico e os cuidados cotidianos. Apesar de as pesquisas ainda não apontarem para maiores benefícios clínicos, as reuniões familiares são uma estratégia capaz de reduzir o sentimento de injustiça e de revolta entre irmãos, auxiliando todos a compartilhar os mesmos objetivos.

Geralmente, essa iniciativa vem de um dos filhos, que, ao ser mais capacitado sobre Alzheimer, identifica dificuldades, em especial a negação por parte de um irmão, e pede a intervenção do médico.

Terapia com bonecas

Você com certeza já viu uma matéria ou uma foto de uma idosa segurando uma boneca. Eu atendo muitas pacientes que passam horas cuidando de seus bebês. Elas embalam, protegem do frio, fazem carinho e conversam como se, realmente, estivem cuidando. Pesquisa recente realizada na Itália pela Dra. Francesca Santagata e colegas mostrou que a Terapia com Bonecas é mesmo uma importante aliada no tratamento não farmacológico de idosos com demência.[25]

Os pesquisadores avaliaram 52 idosas com demência residentes em lares geriátricos (ILPI), por 90 dias. Eles descobriram que a Terapia com Bonecas efetivamente reduziu a agitação e a agressividade quando comparada ao cuidado padrão. A Dra. Santagata e seus colegas também ressaltaram que houve melhora nas oscilações de humor, na apatia e na perambulação (ato de sair caminhando de maneira inquieta)

---

[25] SANTAGATA, F.; MASSAIA, M.; D'AMELIO, P. The doll therapy as a first line treatment for behavioral and psychologic symptoms of dementia in nursing homes residents: a randomized, controlled study. *BMC Geriatr* 21, 545 (2021).

nas participantes. Das 32 vezes que as bonecas foram utilizadas para tentar acalmar as idosas durante crises, em 28 houve resultado positivo.

E como era a estratégia do uso das bonecas? As idosas que receberam a Terapia ficavam com as bonecas 2 horas pela manhã e 2 horas à tarde. Além disso, as bonecas eram oferecidas em casos de agitação, agressividade ou perambulação. O tratamento medicamentoso só era administrado caso os comportamentos persistissem.

A vantagem dessa abordagem é melhorar a qualidade de vida dos pacientes e dos seus familiares, evitando o começo ou o aumento de medicações. Houve uma redução importante no uso de haloperidol nas pacientes que foram tratadas com a Terapia com Bonecas. Como médico geriatria, isso para mim é algo extraordinário!

Acho importante que pesquisas como essa sejam feitas. São estratégias de cuidado já empregadas ao redor do mundo, porém careciam de produções científicas para validá-las.

Legal, né?

Ajude a preservar a identidade do seu familiar

Quando o Alzheimer avança, a pessoa por ele acometida tende a perder gradualmente não só as suas lembranças, mas também as atitudes que a caracterizavam enquanto indivíduo, e que a tornavam, de certa maneira, única. A percepção dos familiares de que seu pai, mãe ou companheiro está deixando de ser quem era torna o cuidado mais penoso e pode, de maneira muito rápida, reacender aquelas etapas do luto antecipado.

Nas observações que faço, *os estímulos para preservar a imagem da pessoa com Alzheimer costumam confortar os familiares*. Fotos, vídeos de momentos marcantes, a realização de pequenas tarefas, como o croché, por exemplo, reforçam essa identidade, proporcionando ao familiar cuidador boas sensações. A própria forma de se vestir pode funcionar nesse intuito. As roupas escolhidas combinando, assim como os acessórios e a maquiagem, reforçam a identidade dos idosos com Alzheimer quando vão à consulta médica ou a outro evento social. Eu costumo ficar bastante atento a esses detalhes no consultório e faço elogios sinceros, sei que eles impactam não só o paciente, mas, principalmente, o familiar, que o ajudou a se arrumar.

Nesse assunto de individualização, do que torna cada pessoa única, não poderia deixar de mencionar a música e a dança, que são constituintes poderosos na formação da identidade e que podem driblar as placas do Alzheimer. Na internet, são dezenas de vídeos surpreendentes de idosos com demência que cantam músicas inteiras, que realizam movimentos lindos de balé ou de danças de salão – aquele vídeo da bailarina na cadeira de rodas é sensacional! Há poucos meses, o cantor americano Tony Bennett, acometido pela doença, ao ser provocado pela Lady Gaga, soltou a voz e a alma cantando impecavelmente *"Fly me to the moon"*. O vídeo está no YouTube e vale a pena ser assistido.

Sobre esses fenômenos, imagine quanto eles levam de alegria para os familiares que cuidam desses idosos, quanto lhes é tirado de peso, de sofrimento. O cuidador de pessoas com demência é acostumado a realizar grandes esforços e a conviver com resultados muitas vezes não recompensadores, algo muito próximo à frustração; por isso, esses elementos de reforço da identidade são importantes incentivos.

Recentemente, circulou pelas redes sociais de pessoas aqui da cidade onde moro um vídeo de uma idosa com Alzheimer que acompanho há quase dez anos. Ela estava havia pouco tempo num lar geriátrico e tocar o piano da sala de convivência foi um gesto de superação às barreiras impostas pela doença; um ponto de contato com ela mesma. O filho ficou extremamente reconfortado ao ver o vídeo; era, afinal, um indicativo de que ela estava bem.

Ao trazer essas situações, quero falar de algo bastante delicado, sensível, individualizado. Desde o começo do livro, tentei não trazer orientações que sejam do tipo receita de bolo – aquelas serviriam para todos os casos. Cada pessoa que desenvolveu Alzheimer tem sua história e cada família suas características. O que pretendo é justamente que você consiga cuidar melhor e manter sua qualidade de vida. A delicadeza envolve justamente encontrar *formas de resgatar a identidade da pessoa que, aos poucos, se perde nos labirintos da sua memória e de fortalecer o sentido, a importância da tarefa de cuidar, no familiar.*

Certa vez – e isso já faz pelo menos dez anos –, atendi um idoso com demência em sua casa. Ele encontrava-se já em estágio avançado, estava acamado e não interagia mais. O motivo da consulta era seu cotovelo inflamado, justamente pela falta de movimentação; ele não fazia fisioterapia. O quarto que vivia já estava transformado da mesma forma que muitos outros que costumo visitar: uma cama hospitalar, um suporte para a alimentação por sonda, caixas de remédios e pacotes de fraldas num canto. Tudo bastante organizado. Assim como outros idosos acamados e nessa fase do Alzheimer, seu rosto, sorriso e olhar já não conseguiam mais me dar pistas de quem ele era, o que sentia ou como reagia. A perda de identidade é muito intensa a partir do estágio moderado da demência, agravando-se quando a locomoção e a comunicação ficam afetadas.

Os detalhes daquele cenário poderiam tranquilamente passar desapercebidos num primeiro olhar. Não havia uma paisagem muito bonita na vista oferecida pela janela e o espaço era amplo e com pouca decoração. No entanto, na cadeira ao lado da cama observei um chapéu masculino, azul-escuro, com uma pequena pena branca na fita negra que o circulava – parecia novo. Preso na parede, inclinado, destacava-se um violão de madeira um pouco mais escura, com cordas de metal e detalhes dourados. Era um instrumento muito bonito e bem cuidado, brilhava. Perguntei à esposa sobre o violão. Ela, um pouco surpresa com a curiosidade, contou-me com empolgação sobre a paixão do marido pela música. Contou dos shows que fazia e de como ele e o violão eram companheiros. Percebi que seu olhar e o tom de suas palavras já não eram os mesmos do começo do atendimento. Ela rapidamente me trouxe um álbum com fotografias que apresentavam o marido cheio de alegria, dedilhando acordes. Emendei, para esticar um pouco mais a conversa, "e o chapéu?".

A consulta fluiu muito bem. Consegui fazer meu trabalho e pude ajudar aquele sujeito do violão e do chapéu e, pela ressignificação trazida pela conversa, também a sua esposa.

Assim como reforçar a identidade da pessoa com demência é importante, não deixar a sua própria esvair-se é fundamental para a manutenção da saúde numa perspectiva ampla. São diversos os motivos que podem levar à perda da identidade do cuidador e desse sentimento de ser uma pessoa única, com desejos próprios e sendo considerada pelos outros. O isolamento social, a solidão, a diminuição de funções, além da relacionada ao cuidado, e o estresse do cuidador podem contribuir para a sensação de perda de identidade.[26, 27]

---

[26] BRAMBOECK, V.; MOELLER, K.; MARKSTEINER, J.; KAUFMANN, L. Loneliness and Burden Perceived by Family Caregivers of Patients With Alzheimer Disease. *American Journal of Alzheimer's Disease & Other Dementias®*. January 2020.

[27] SCOTT, H. The changing self: The impact of dementia on the personal and social identity of women (findings from the Improving the Experience of Dementia and Enhancing Active Life programme). *Dementia*. October 2021.

O que as dificuldades com o banho podem ensinar ao cuidador?

Um dos momentos mais complicados no cuidado de pessoas com Alzheimer e outras formas de demência a partir do estágio moderado é a hora do banho. Diversos motivos, como a falta de motivação e o fato de receber ordens, por exemplo, podem precipitar respostas negativas do idoso e, em alguns casos, até mesmo agressividade. Só consegui orientar melhor as famílias que cuido quando compreendi melhor o que se passa com essas pessoas com demência. Elas podem simplesmente não perceber que há a necessidade de higiene, ou se confundir em horários e datas. Outras vezes, podem não compreender bem a sugestão do banho, assim como outras solicitações feitas pelos familiares. Lembro, e insisto muito neste ponto nas consultas e nas aulas sobre cuidados, que a pessoa com Alzheimer costuma apresentar dificuldades na compreensão do que lhe é falado. Alzheimer não é só prejuízo na memória recente, as capacidades de linguagem ficam também afetadas, ainda mais quando associadas à redução na audição. Dessa forma, quanto mais esforço for feito para aprimorar a comunicação, em especial nesses momentos de tensão, melhores serão os resultados tanto para quem é cuidado quanto para quem cuida! Também é relevante comentar que muitos idosos – e acho que isso acontece também com os adultos – sentem vergonha do próprio corpo e, a partir do momento em que ficam expostos, tornam-se arredios.

Outro aspecto que pode disparar alterações de comportamento na hora do banho é o medo. Isso mesmo: medo! Por mais simples que tomar um banho nos pareça, para um idoso com problemas cognitivos avançados e com ptofobia (medo de queda), ficar nu num ambiente hostil, sendo ajudado por alguém que às vezes ele não reconhece bem, pode, sim, gerar medo. E será que ser ríspido ou alterar o tom de voz com alguém nessa situação vai ajudar ou piorar a disposição dele? Qual será a resposta comportamental esperada de alguém com medo quando se sente hostilizado?

Bom, o exemplo do banho oferece essa oportunidade para melhor compreensão do que acontece com o idoso acometido por demência e quais sentimentos ele pode estar experimentando. Qualquer estratégia para facilitar o cuidado sempre parte por essa perspectiva: compreender o que a pessoa com Alzheimer pode estar sentindo. Mais importante do que lista de dicas de sugestões – por exemplo, tipos de sabonete, de xampu, testar a temperatura da água, entre outras –, o fundamental é compreender o que se passa com o idoso com demência!

Além disso, criar gatilhos motivacionais para o banho costuma funcionar. Uma das pacientes que atendo, por exemplo, sempre aceita tomar banho quando a filha lhe diz que logo mais terão consulta com o Dr. Minozzo. Quando ouvi essa história, achei muito engraçada e me marcou muito. Assim como essa, já ouvi dezenas de outras formas para motivar para a hora do banho: lanches, visitas, passeios. Uma senhora, que reside num lar geriátrico, só vai ao banho se for dançando. As cuidadoras, já habituadas, entram no clima e há zero brigas ou agressividade.

A partir dessa situação que comumente gera crises, pode-se imaginar as adaptações necessárias em outras tarefas cotidianas, como a alimentação, a escolha e vestimenta das roupas, a tomada de medicamentos e as saídas de casa. É claro que nem sempre será fácil ou o cuidador acertará o tom e as táticas de primeira. O importante é seguir tentando e buscar ajuda quando necessário.

Por que a comunicação é tão importante no cuidado

Na análise dos fatores que precipitam as alterações psicológicas e comportamentais nas pessoas com Alzheimer, como no exemplo anterior do banho, muitas vezes chega-se à conclusão de que a comunicação feita de maneira equivocada, no tom e no conteúdo, pode ser justamente o que provoca essas alterações. E esse é um dos motivos pelos quais a adaptação da comunicação dos cuidadores tem sido um dos pontos mais importantes para melhorar o cuidado nas demências; além disso, é uma forma de evitar aquele sentimento instantâneo de culpa que emerge nos cuidadores quando acabam sendo rudes.

Em pesquisa publicada em 2020, pela Dra. Darina Petrovsky, da Universidade da Pensilvânia, metade dos familiares cuidadores relataram que gritavam ou usavam tom muito severo com a pessoa com demência por elas cuidada em muitos momentos.[28] Isso mostra quanto essa questão da comunicação é comum! Nesse mesmo estudo, o estresse do cuidador e a depressão mostram-se como associados a uma pior capacidade de comunicação dos cuidadores, ou seja, quanto maior os níveis de ECDA e de depressão, mais rude os cuidadores eram na forma de falar com seus familiares com Alzheimer. O risco é de se desenvolver um ciclo vicioso, quanto mais gritos, mais alteração de comportamento, e quanto mais alteração de comportamento, mais estresse e mais gritos.

Tento evitar que isso aconteça com as famílias que cuido. Diariamente, explico-lhes sobre a necessidade de aprenderem a comunicar-se de maneira mais tranquila, mais simples e mais assertiva com seus familiares com demência. Muitos,

---

[28] PETROVSKY, D. V.; SEFCIK, J. S.; HODGSON, N. A.; GITLIN, L. N. Harsh communication: characteristics of caregivers and persons with dementia. *Aging Ment Health*. 2020; 24(10):1709-1716.

no entanto, demoram para compreender isso. Às vezes penso que alguns casais passaram décadas discutindo, tendo as briguinhas como diversão e, mesmo após o Alzheimer, os familiares insistem nessas mesmas formas de comunicação.

Nas explicações que faço a esses familiares, mostro que as demências, e no caso o Alzheimer, prejudicam inicialmente algumas funções cognitivas, como a memória recente. No entanto, com o passar do tempo, outras capacidades também são parcialmente comprometidas, entre elas a linguagem e a atenção. Somando essas limitações às dificuldades em audição, comuns a partir dos 70 anos, é necessário que não mais se insista em conversar com essa pessoa como se ela não tivesse limitações.

Gosto de usar a imagem de um labirinto para explicar como a cabeça do familiar pode estar naquele momento, quando está mais confuso, ou mesmo irritado ou com apatia. A tarefa do cuidador é, muitas vezes, pegar o seu familiar pelas mãos e guiá-lo dentro desse labirinto. E esse tipo de cuidado, de afeto tranquilizador, é exercido através da comunicação, tanto verbal quanto não verbal.

Por outro lado, tentar forçar a barra para que ele lembre de fatos recentes, estimular e manter brigas por assuntos triviais, comunicar notícias estressoras em vão, por exemplo, pode precipitar ansiedade e desconforto na pessoa com Alzheimer. Do mesmo modo, fazer muitas perguntas na sequência ou puxar conversas em ambientes barulhentos também pode gerar erros de compreensão.

Em diversos momentos, a pessoa com Alzheimer, em especial a partir do estágio moderado, pode ficar irritada ou resistente a tarefas como alimentação ou o banho por justamente não compreender bem o que está acontecendo.

Quando o cuidador está estressado ou adoecido, ele perde a capacidade de se comunicar com assertividade e com ternura, o que, como disse, pode desencadear mais sintomas no idoso com demência. Pode se iniciar, dessa forma, um ciclo muito ruim, de brigas, alterações de comportamento, culpa e sofrimento de todos.

Nem sempre vai ser fácil, mas vale tentar.

Cuide de como você fala, se está dando tempo para que as respostas venham, se a comunicação está sendo feita com carinho.

APRENDA A RECONHECER OS GATILHOS PARA ALTERAÇÕES DE COMPORTAMENTO

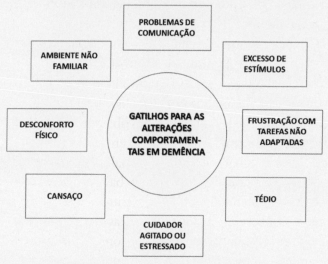

Figura 4. Gatilhos para alterações de comportamento em pessoas com Alzheimer ou outras demências

As alterações psicológicas e comportamentais nas pessoas com Alzheimer ou outras doenças podem guardar relação com determinados gatilhos. No cuidado médico ideal dessas pessoas, deve-se sempre buscar identificá-los para criar uma estratégia não farmacológica de resolução e a prevenção de novos episódios. O uso de medicamentos fica, então, para casos graves ou que não respondem às estratégias. Entre os principais gatilhos, temos os problemas de comunicação com os cuidadores, o desconforto físico, como a dor, e o fato de o cuidador estar agitado ou estressado.

É importante deixar claro que muitas vezes esses gatilhos não são encontrados e as alterações psicológicas e de comportamento nas pessoas com demência são causadas pela própria evolução da doença. Então, nem sempre é possível identificar um motivo evitável ou que se deva culpar algum dos cuidadores. Outro ponto importante é destacar que essas alterações fazem parte dos quadros demenciais; quase 90% das pessoas acometidas as apresentarão em algum momento. De forma alguma, elas são adotadas de propósito, para chamar a atenção ou para prejudicar quem cuida. Acreditar que é por querer é um pensamento que acabará causando mais sofrimento a todos, e o chamamos de crença disfuncional. Nas próximas páginas retomo esse assunto.

"Prometemos que não nos abandonaríamos, que seria amor para sempre. Passei os últimos anos cuidando dele todos os dias; mesmo com cuidadores contratados, não descansei nenhum final de semana. Passei o tempo todo atenta, esperando um olhar ou uma das raras palavras que de vez em quando ele diz. A promessa era muito forte. Como poderia sair e deixar ele em casa? Parecia uma traição."

Nelci, 76 anos, cuidadora do esposo com Alzheimer há sete anos

Crenças disfuncionais no cuidado das demências

Ao longo do texto, em diversos momentos, comentei sobre crenças disfuncionais que costumam prejudicar, e muito, o cuidador. Só depois que pude compreendê-las foi que consegui melhorar a forma de orientar e amparar cuidadores que vinham com resistência a mudanças e apresentavam muito sofrimento.

Essas crenças são pensamentos quase automáticos, enraizados, que tornam as reflexões e as reações dos cuidadores um tanto quanto rígidas, com elevada cobrança sobre si próprios, com tendência ao perfeccionismo. Geralmente, elas desencadeiam outros pensamentos e modulam a forma como interpretamos tudo que nos acontece, nossas próprias reações. Há estudos que apontam que esses pensamentos estão diretamente relacionados com a forma como nos comportamos, em especial em situações de estresse. Quando não se consegue corrigi-las, toda a tarefa de cuidado passa a ser mais difícil, assim como a capacidade de autocuidado, de preservar a própria saúde.[29]

E como surgem essas crenças? *A maioria é resultado direto da falta de conhecimento sobre a doença de Alzheimer.* A insistência na cura – um desses tipos de pensamentos –, por exemplo, pode levar famílias a pipocar de médico em médico, a se iludirem com panaceias e a não tomar as medidas que

---

[29] VÁZQUEZ-SÁNCHEZ, M. M.; AGUILAR-TRUJILLO, M. P.; ESTÉBANEZ-CARVAJAL, F. M. et al. Influencia de los pensamientos disfuncionales en la sobrecarga de los cuidadores de personas dependientes. *Enferm Clin.* 2012 jan.-feb.; 22(1):11-7.

deveriam ser tomadas. Outra fonte de crenças disfuncionais é a nossa própria cultura, que pode, em determinados contextos, fazer com que uma esposa sozinha não aceite qualquer interferência ou ajuda de filhos, noras ou cuidadores profissionais. Afinal de contas, é dever dela cuidar, só dela e de mais ninguém.

É justamente nessa situação que começo a explicar alguns desses pensamentos enraizados que prejudicam o cuidado. Uma das crenças disfuncionais mais comum é acreditar que não se deve reclamar das suas dificuldades ou mesmo pedir ajuda para os filhos ou outras pessoas. Sabemos que, quando não estamos psicologicamente bem, conter nossas palavras e sentimentos aumenta nosso isolamento e aumenta muito nosso sofrimento.

Em idosos cuidadores, essa crença de que não se deve pedir ajuda faz com que eles forcem a barra ao máximo quando estão cuidando do seu cônjuge. Só passam a aceitar ajuda depois de fatos bastante graves – e, na maioria, que poderiam ter sido evitados. Exemplos desses fatos são quedas, erros medicamentosos, acidentes. Essa crença parece ser algo mais comum em mulheres, que socialmente recebem a função de cuidadoras desde sempre e, por isso, sentem-se na obrigação de cuidar mesmo que o seu sofrimento seja enorme e sua saúde já não suporte mais. No entanto, em homens também costumo verificar essa resistência em verbalizar as dificuldades e pedir auxílio. Normalmente, são casos nos quais os filhos trazem ao médico uma série de problemas enquanto os cônjuges alegam que está tudo indo muito bem.

Nesses casos, tentar impor que o idoso aceite ajuda costuma não funcionar. A ambivalência do cuidador é tão marcante que logo aparecem justificativas para não contratar um cuidador profissional, por exemplo. "Já não deu certo uma vez" ou "a Maria não gosta de outra mulher em casa." Tanto os filhos quanto o profissional de saúde devem buscar compreender o que pensa, o que sabe e o que sente o cuidador, fazendo, quando houver um clima favorável, questionamentos relativos a essas crenças sobre a doença, sobre o cuidado. Em geral, quando quero entender melhor os cuidadores, tento ouvi-los em separado.

Entre outras crenças disfuncionais nos cuidadores de pessoas com Alzheimer, temos mais três, pelo menos, que gostaria de apresentar. A primeira diz respeito à *interpretação equivocada dos comportamentos do idoso com demência*, em especial aqueles do tipo irritabilidade, depressão ou agressividade. Quando o cuidador leva essas mudanças de comportamento para o nível pessoal, ou seja, tem a convicção de que o idoso age dessa forma para prejudicá-lo ou como uma manifestação de ingratidão ou de provocação, fica muito difícil que se consiga cuidar da melhor maneira possível.

O cuidador passa a ficar extremamente vulnerável a situações que não dependem tanto assim de suas ações, que são, como se sabe, naturais da própria trajetória das demências. Ele também faz associações que não são reais, algumas vezes retomando fatos do passado ou culpando de maneira equivocada o idoso adoecido.

Há poucas páginas, falei da importância do cuidador no manejo das alterações comportamentais e psicológicas dos pacientes com Alzheimer. São situações que demandam do cuidador certo distanciamento de emoções reativas e a ação de forma estratégica para, justamente, através da comunicação com ternura, ajudar o idoso demenciado a superar aquele rompante, como no caso de um momento de irritação ou de agressividade. Porém, quando se tem a convicção de que tudo é de propósito ou por birra, cuidar se torna um peso quase que insuportável.

Entre as diversas razões pelas quais a educação em Alzheimer está relacionada a melhor qualidade de vida do cuidador, a diminuição do espaço para o surgimento dessas crenças disfuncionais é uma das mais significativas. Quanto mais preparado, quanto mais leituras, boas aulas e participações em grupos o cuidador tiver, menores as chances de pensamentos irreais se instalarem ou se enraizarem na cabeça dele.

Outra crença muito comum é aquela de que *só o cuidador familiar é capaz de cuidar de maneira adequada do idoso com Alzheimer*, ninguém mais é capaz de cuidar tão bem quanto ou, pelo menos, suficientemente bem. Quando esse tipo de pensamento está presente, percebo que o cuidador não consegue se afastar do idoso com Alzheimer, ou, quando o faz, fica logo preocupado e mandando mensagens ou ligando. É difícil motivá-lo a fazer uma atividade de lazer para si, visitar amigos ou amigas ou mesmo, o que é sempre indicado, fazer exercício físico.

Num cenário muito parecido, temos mais uma crença que pode sabotar a recuperação da saúde do cuidador: *acreditar que é injusto sair um pouco ou ter momentos de lazer porque a pessoa amada está com Alzheimer e não pode mais se divertir*. Essa é uma crença que, assim como as anteriores, joga muito contra o processo de autocuidado, de preservar a resiliência, de conseguir estimular os contatos sociais e encontrar um sentido na vida. Todos nós sabemos que não há qualquer injustiça no fato de o cuidador ter momentos de descanso, de relaxamento e, por que não, até de alguns dias numa viagem. No entanto, quando se vive um estado de estresse intenso, a simples reflexão sobre o que se passa na própria cabeça pode ser complicada. Por isso, além de descanso, a busca da ajuda é fundamental nesses casos.

Estudos mostram que esses e outros pensamentos podem dificultar, e muito, o equilíbrio psicológico do cuidador de pessoas com Alzheimer, sendo, inclusive, um alvo para o tratamento na psicoterapia e nas estratégias de psicoeducação. Da mesma forma, as crenças dificultam a capacidade de cuidar adequadamente, pois estão relacionadas com maior rigidez mental e autocrítica elevada, como no caso do perfeccionismo.

Destaco que ninguém está preparado para um desafio como esse de cuidar de um familiar com Alzheimer. Além de toda a complexidade relacionada à doença, temos também essas questões envolvendo as reações do cuidador ao longo do processo de transformação promovido por essa tarefa.

Por fim, outro aspecto importante e que envolve as crenças em relação ao processo de cuidado em demências diz respeito aos valores cultuados numa sociedade. No Brasil, sou testemunha de quanto é difícil essa tarefa, em especial por haver pouca valorização do ato de cuidar de um idoso e da frequente invisibilidade das famílias, que contam com pouco reconhecimento e pouquíssima ajuda da sociedade. Tenho a certeza de que, caso a sociedade no geral conseguisse mostrar quanto é nobre essa missão e quanto ela representa um ato de amor, mais cuidadores teriam pensamentos melhores em relação a si mesmos e ao que fazem. É uma suposição.

E como saber se você tem muitas crenças disfuncionais sobre o cuidado em demência? Em 2012, a Dra. Karen Sullivan e colegas publicaram um instrumento de pesquisa chamado Thoughts Questionnaire, ou Questionário de Crenças.[30] Ele ainda não está completamente validado para o português, por isso o traduzi e fiz uma adaptação para que você possa ler as 25 afirmativas e destacar aquelas que melhor correspondem aos seus pensamentos. Mesmo não sendo um teste de cunho científico, é um exercício válido. Tente!

---

[30] SULLIVAN, K. A.; BEATTIE, E.; KHAWAJA, N. G.; WILZ, G.; CUNNINGHAM, L. The Thoughts Questionnaire (TQ) for family caregivers of people with dementia. *Dementia* (London). 2016 nov.; 15(6):1474-1493.

Veja se você se identifica com as seguintes frases:

- Eu percebo que minha situação de vida está deteriorando.
- Eu insisto em fazer as coisas, realizar tarefas, mesmo quando estou doente.
- Eu acho que a situação vai piorar caso eu não dê um tempo logo.
- Minha saúde está em risco devido à tarefa de cuidar na qual estou envolvido.
- Eu não pretendo buscar ajuda de outras pessoas mesmo que a situação piore.
- Eu não aceito receber ajuda.
- Buscar ajuda é um sinal de que fracassei na tarefa de cuidador.
- Minha família não concorda com a forma que exerço o cuidado.
- Minha família ignora meus pedidos de ajuda.
- Não vejo como continuar.
- As pessoas vão pensar menos em mim caso eu saia de férias por algum tempo.
- Eu não contrato ajuda profissional porque isso me faria sentir culpado.
- Cuidadores profissionais iriam atrapalhar nossa rotina aqui em casa.
- Eu não vejo como as coisas melhorarão, a não ser que minha família decida me ajudar.
- Eu preciso fazer tudo sozinho pelo meu familiar adoecido, ninguém mais consegue cuidar adequadamente.
- Cuidar de mim mesmo não é algo tão importante quanto ser um bom cuidador.
- O cuidado só vai ser bem-feito se for realizado por mim.
- Eu devo estar sempre cuidando, atento, protegendo, em vez de dedicar-me aos meus hobbies.
- Eu não contei para meus familiares quanto é pesada minha rotina.

- Ninguém entende minha situação como cuidador.
- Eu não acho que a situação melhorará enquanto meu familiar com demência continuar agindo dessa forma.
- Eu sou incapaz de desempenhar determinadas tarefas relacionadas ao cuidado.
- Eu não sou capaz de aguentar mais; desse jeito, estou indo para o buraco.
- Eu não consigo relaxar ou aproveitar meu tempo livre porque sinto que deveria estar cuidando.

Quais foram as frases que mais se encaixaram com seus sentimentos?

Caso não tenha conseguido identificá-las, tente novamente. Tenho a certeza de que discutir sobre essas frases pode ser um caminho inicial para transformar sua forma de pensar, saindo de uma que pode estar relacionada a uma crença disfuncional e chegando até uma condição de melhor capacidade psicológica para enfrentar os desafios do dia a dia com a cabeça erguida e com mais fundamentos da realidade; além disso, com mais justiça consigo mesmo.

COMO SUPERAR AS CRENÇAS DISFUNCIONAIS?

A detecção da presença de crenças disfuncionais no familiar cuidador de uma pessoa com demência é importante para a recuperação e a preservação da sua saúde mental do cuidador. Essas crenças, por mais simples que esse assunto possa parecer, moldam uma série de outros pensamentos associados ao cuidado e podem perpetuar situações de sofrimento. Estudos apontam que quanto maior for o conhecimento do cuidador sobre as demências e todos os aspectos que envolvem a complexidade da tarefa de cuidar, menor será o espaço para essas crenças. Dessa forma, a educação personalizada do cuidador tem ação direta na questão, tanto na prevenção quanto na modificação dessas crenças.

Mas quais os outros caminhos para que esses pensamentos equivocados e que diminuem qualidade de vida possam ser corrigidos, superados? Para essa finalidade e dentro do contexto de estresse, vejo aqui claramente uma indicação para o tratamento chamado de psicoterapia, realizado com psicólogos ou médicos psiquiatras. Eles possuem o treinamento para acolher pessoas em sofrimento e conseguem fazê-las perceber a existência dessas crenças e criam formas para que elas sejam transformadas em ideias mais realistas e justas. As pesquisas recentes apontam que a terapia chamada cognitivo-comportamental apresenta bons resultados com familiares de pessoas com Alzheimer ou outras demências. Um estudo publicado em 2011 pela Cochrane, que aborda diretamente esse tema, tem um título muito curioso: "Reconstrução cognitiva de cuidadores de pessoas com demência". Reconstrução, acho que essa palavra explica bem a necessidade de mudança na forma de pensar sobre o cuidado em demências.[31, 32, 33]

Outro recurso importante para o acolhimento dos cuidadores e que tem impacto direto nas crenças sobre os desafios do cuidado são os grupos de apoio de familiares. Eles conseguem ajudar os cuidadores através do acolhimento, da escuta empática, da educação com linguagem adaptada e com

---

[31] LOPES, L. DE O.; CACHIONI, M. Intervenções psicoeducacionais para cuidadores de idosos com demência: uma revisão sistemática. *Jornal Brasileiro de Psiquiatria* [on-line]. 2012, v. 61, n. 4.

[32] KWON, O. Y.; AHN, H. S.; KIM, H. J.; PARK, K. W. Effectiveness of Cognitive Behavioral Therapy for Caregivers of People with Dementia: A Systematic Review and Meta-Analysis. *J Clin Neurol.* 2017 oct.; 13(4):394-404.

[33] VERNOOIJ-DASSEN, M.; DRASKOVIC, I.; MCCLEERY, J.; DOWNS, M. Cognitive reframing for carers of people with dementia. *Cochrane Database of Systematic Reviews* 2011, Issue 11.

discussões de situações vivenciadas por outros cuidadores e, por fim, pela possibilidade de conhecer histórias e sentimentos vividos pelas outras pessoas. Ouvir relatos mostrando superação e resultados de novas experiências acaba ajudando tanto no processo de superação do luto antecipado quanto na desconstrução de crenças disfuncionais.

Por fim, quero destacar os desafios psicológicos relacionados ao cuidado em Alzheimer. Temos em primeiro lugar o luto em demências, que pode ser melhor caracterizado como antecipado e prolongado – o que o torna, de certa forma, diferente do que acontece com outras doenças e perdas. Depois, o Estresse do Cuidado na Doença de Alzheimer, o ECDA, que surge quando as demandas sobrepõem a capacidade de resiliência do cuidador, causando sofrimento, dificuldade para exercer o melhor cuidado e ainda abrindo portas para que outras doenças entrem na vida tanto do cuidador quanto de quem é cuidado – refiro-me à depressão e à ansiedade. E, por último, temos a presença significativa das crenças disfuncionais no cuidador. Essas situações interligam-se, ou seja, quando uma delas não está bem resolvida, podemos dizer assim, as outras tendem a ganhar espaço.

Ao longo do livro, abordei cada um desses desafios psicológicos do cuidador em Alzheimer, explicando-os, apontando alguns dos seus sintomas e as formas de superá-los. Lembro sempre que é esperado que haja tristeza, que haja sofrimento e que o cuidado cotidiano de uma pessoa querida com Alzheimer vai levar ao esgotamento em algum momento. Isso tudo é, digamos, normal, esperado. Porém, compreender a complexidade da tarefa, seus detalhes, como os trazidos aqui, possibilita que os dois objetivos principais do livro sejam alcançados por você: a capacidade de cuidar melhor do seu familiar e, ao mesmo tempo, não adoecer, preservando sua saúde.

Conclusão: afinal, é possível ser feliz cuidando? Ou é permitido ser feliz cuidando?

Cuidar de um familiar com Alzheimer é um desses desafios que a vida pode nos apresentar. Pelas previsões mais recentes, até 2050 testemunharemos um aumento importante no número de casos e mais pessoas passarão por esse imprevisto que hoje você e sua família enfrentam.

Neste texto simples, cuja pesquisa e escrita me ensinaram bastante, mostrei que há um risco real de adoecimento quando se vivencia esse desafio. O cuidador de uma pessoa com Alzheimer pode, sim, adoecer de diversas formas, desde o ganho de peso, passando pela dor nas costas até a perda da esperança, muito relacionada à depressão.

Longe de ser um material a mais para assustar, este livro nasceu justamente para ajudar pessoas que cuidam, que se responsabilizam por outras pessoas – esquecidinhas, atrapalhadas muitas vezes, outras até irritadiças. E como falar de um assunto tão delicado e complexo para pessoas que costumam estar confusas, cansadas e tristes? Pessoas que às vezes não querem nem ouvir falar sobre Alzheimer.

A tarefa não foi simples. Para entender a complexidade do desafio "cuidar de um familiar com Alzheimer" e mostrar os problemas sob ângulos diferentes, precisei pesquisar, conversar com familiares de pacientes e refletir. Foram muitas histórias de atendimentos que vieram à tona nesses meses de escrita, pessoas que, com certeza, passaram por grandes dificuldades.

Não seria suficiente falar sobre adoecimento e dar uma lista de sugestões. Neste livro, quis ir mais além e fazer com que a leitura, de algum modo, transformasse a forma dos cuidadores familiares encararem sua missão e seus próprios sentimentos. Queria que os familiares aprendessem sem ter que quebrar a cara ou que fossem perceber o que é importante só após anos e anos de sofrimento. Dessa forma, organizei um texto que começou com a abordagem do luto antecipado e o Estresse do Cuidador em Alzheimer, o ECDA. Em seguida, veio a importância da ressignificação da vida como processo de transformação, da autocompaixão, e trouxe os caminhos para que a balança favoreça o seu equilíbrio físico e emocional.

Destaquei que pensamentos equivocados, negativos, chamados de crenças disfuncionais, podem paralisar o cuidador e impedir que desenvolvam mudanças necessárias no processo de cuidar. Pensamentos que podem perpetuar o sofrimento.

Retomo aqui as quatro competências determinantes para o bem-estar do cuidador de pessoas com demências:

1. Aceitação do diagnóstico.
2. Necessidade de aprender a cuidar do familiar com Alzheimer e de si próprio.
3. Reconhecimento do Estresse do Cuidador (ECDA).
4. Reconhecimento das crenças disfuncionais no cuidado em Alzheimer.

Há muitas outras estratégias e informações sobre esse assunto fundamental no cuidado integral do Alzheimer. Acompanhe minhas publicações, informe-se sobre os cursos para familiares que ministro e busque também outras fontes confiáveis de informações, como a Associação Brasileira de Alzheimer (ABRAz). Lembre-se que conhecimento é o meio para se tornar competente e, nessa missão de cuidado, também é o meio para a manutenção da sua própria saúde.

Sugiro que você guarde este livro com carinho, para leituras futuras, e o compartilhe com as outras pessoas na sua família. Falando nisso, agora a sua relação com os outros membros da família pode mudar. Em relação à pessoa idosa adoecida pelo Alzheimer ou outro tipo de demência, você poderá experimentar colocar-se no seu lugar com mais precisão, assim como tentar adaptações na forma como se comunica. Com os demais membros da família, que cuidam ou até mesmo os que se afastaram, você agora sabe da importância de expor-lhes as dificuldades que enfrenta no seu cotidiano e a importância de medidas proativas, com a participação de todos. Ao conhecer quais são as manifestações de sofrimento e como superá-lo, você pode, quem sabe, estender a mão a um familiar que passa por dificuldades, deixando de lado eventuais conflitos.

O medo, a raiva e a confusão são sentimentos frequentes nos cuidadores de pessoas com Alzheimer. No entanto, a partir das mensagens que trouxe até aqui, você tem uma outra escolha a fazer. A primeira foi decidir: eu assumi a tarefa e vou cuidar do meu familiar. Essa nova escolha, a de agora, é entre esperar que o tempo resolva os problemas, correndo os riscos que as estatísticas apontaram, ou tomar atitudes que promoverão a sua saúde e lhe possibilitarão ser um cuidador da forma que você realmente deseja. Em algum momento, você escolherá agir pela sua saúde; quanto antes o fizer, será melhor para todos.

Ao preencher os testes e fazer as tarefas de escolha dos caminhos mais fáceis para aumentar a sua resiliência e para diminuir a carga de cuidado, você conseguiu descobrir por onde começar.

Ah, e as questões sobre felicidade? Quais as respostas? Acredito que sim. É possível ser feliz, sou testemunha disso todos os dias no consultório. Assim como muitas histórias tristes de famílias que atendi vieram à tona durante o processo de escrita do livro, tantas outras de superação e de felicidade surgiram e me ajudaram a apontar os caminhos aqui deixados.

E é permitido ser feliz? Claro que sim! Acreditar que é proibido ser feliz porque um familiar está com demência é, como trouxe anteriormente, uma crença disfuncional, uma ideia que precisa de "reconstrução". Quanto a essas dúvidas, que são na verdade armadilhas na jornada do cuidado em Alzheimer, apontei como enfrentá-las.

Termino o livro com um versículo bíblico muito significativo. Acho que ele tem tudo a ver com a situação de cuidar de um familiar com Alzheimer ou outras formas de demência. É um desafio que exige tanto do cuidador; tanta paciência, capacidade de recomeçar, de falar com ternura e de se tratar bem. Talvez cuidar de alguém com Alzheimer seja uma das tarefas da vida que mais exijam compaixão, com o próximo e consigo mesmo.

"Bem-aventurados os misericordiosos, porque eles alcançarão misericórdia." (Mateus 5:7)

Um forte abraço,

Leandro Minozzo

Anexo 1

Avaliação do luto em cuidadores de pessoas com demência

Existem poucas ferramentas que auxiliam profissionais de saúde a avaliar o luto em cuidadores familiares de pessoas com Alzheimer ou outras demências. Uma das ferramentas é o MM-CGI, de autoria do Dr. Thomas M. Meuser e do Dr. Samuel J. Marwit, da Universidade do Missouri, nos Estados Unidos. Ela ainda está em processo de validação para a língua portuguesa e, por isso, assim como fiz com os outros instrumentos, realizei a tradução e a adaptação para que possamos usá-lo para aprender sobre o tema e iniciar conversas com os cuidadores. As pontuações ainda precisarão ser calibradas para a população brasileira e, também por isso, o uso do MM-CGI adaptado aqui é meramente didático.

Este questionário é projetado para medir a experiência de luto de cuidadores familiares de pessoas que vivem com demência progressiva (por exemplo, doença de Alzheimer). Leia cada afirmação cuidadosamente e, em seguida, decida quanto você concorda ou discorda do que é dito. Circule um número de 1 a 5 usando os critérios abaixo (por exemplo 5 = concorda totalmente). É importante que você responda a todos os itens para que as pontuações sejam precisas.

1 = Discordo totalmente
2 = Discordo
3 = Concordo parcialmente
4 = Concordo
5 = Concordo totalmente

Etapa 1

Eu tive que desistir de muito para ser um cuidador.
[1]   [2]   [3]   [4]   [5]

Sinto que estou perdendo minha liberdade.
[1]   [2]   [3]   [4]   [5]

Vou ficar preso a isso por quem sabe quanto tempo.
[1]   [2]   [3]   [4]   [5]

A independência é o que eu perdi... não tenho a liberdade de ir e fazer o que quero.
[1]   [2]   [3]   [4]   [5]

Eu gostaria de ter uma ou duas horas para mim todos os dias para perseguir interesses pessoais.
[1]   [2]   [3]   [4]   [5]

Estou preso neste mundo de cuidados e não há nada que eu possa fazer sobre isso.
[1]   [2]   [3]   [4]   [5]

Etapa 2

Não tenho com quem me comunicar.
[1]   [2]   [3]   [4]   [5]

Passo muito tempo me preocupando com as coisas ruins que estão por vir.
[1]   [2]   [3]   [4]   [5]

A demência é como uma dupla perda... perdi a proximidade com meu ente querido e a conexão com minha família.
[1]   [2]   [3]   [4]   [5]

Meus amigos simplesmente não entendem o que estou passando.
[1]   [2]   [3]   [4]   [5]

Eu fico acordado na maioria das noites, me preocupando com o que está acontecendo e como vou lidar com o amanhã.
[1]   [2]   [3]   [4]   [5]

As pessoas mais próximas a mim não entendem o que estou passando.
[1]   [2]   [3]   [4]   [5]

Etapa 3

Eu tenho essa sensação de vazio doentio sabendo que meu ente querido "se foi".
[1]   [2]   [3]   [4]   [5]

Anseio pelo que foi, pelo que tivemos e compartilhamos no passado.
[1]   [2]   [3]   [4]   [5]

Eu poderia lidar com outras deficiências graves melhor do que com esta.
[1]   [2]   [3]   [4]   [5]

Dói colocá-la na cama à noite e perceber que ela "se foi".
[1]   [2]   [3]   [4]   [5]

Eu me sinto muito triste com o que essa doença fez.
[1]   [2]   [3]   [4]   [5]

Perdi outras pessoas próximas a mim, mas as perdas que estou experimentando agora são muito mais preocupantes.
[1]   [2]   [3]   [4]   [5]

Avaliação dos resultados

A etapa 1 está relacionada ao que os autores denominaram de "carga de sacrifício pessoal". A etapa 2 é relacionada a "tristeza e saudade"; enquanto a etapa 3, a "excesso de preocupações e solidão". Valores acima de 25 em cada etapa indicam um nível elevado de luto nos cuidadores analisados nos Estados Unidos.

Carga de sacrifício pessoal (Etapa 1) = _____
(6 itens, Média (M) = 20,2, Desvio-Padrão = 5,3, Alfa = 0,83, n = 292).

Tristeza e saudade (Etapa 2) = _____ (6 itens, M = 20,2, Desvio-Padrão, Alfa = 0,80, n = 292).

Excesso de preocupações e solidão (Etapa 3) = _____ (6 itens, M = 16,6, Desvio-Padrão, Alfa = 0,80, n = 292).

Nível Total de Luto (Soma A + B + C) =_____
(18 itens, M = 57, Desvio-Padrão, Alfa = 0,90, n = 292).

O que essas pontuações significam?

As pontuações na área superior são um desvio-padrão (SD) maior do que a média com base nas respostas de outros cuidadores familiares (n = 292). Altas pontuações podem indicar a necessidade de intervenção ou apoio formal de assistência para melhorar o enfrentamento.

Pontuações baixas (um desvio-padrão abaixo da média) podem indicar negação ou uma minimização da angústia. Pontuações baixas também podem indicar adaptação positiva se o indivíduo não estiver mostrando outros sinais de luto reprimido ou perturbação psicológica. Pontuação média no centro indicam reações comuns. Estes são guias gerais para discussão e suporte apenas – mais pesquisas são necessárias sobre questões de interpretação.

Anexo 2

Questionário de Avaliação do Cuidador da Associação Médica Americana, da acadêmica de medicina Aliscia Wendt e do professor Leandro Minozzo, da Universidade FEEVALE[34]

Questionário de Avaliação do Cuidador

Outra escala que pode avaliar as condições do familiar é o Questionário de Avaliação do Cuidador (*Caregiver Self-Assessment Questionnaire*), desenvolvido pela Associação Médica Americana. Essa avaliação é um modo subjetivo de entender como o cuidado ao idoso afeta o cuidador e identificar possível sobrecarga. Cabe ao cuidador responder **sim** ou **não** para as seguintes afirmações, levando em consideração o período da última semana.

A seguir, a escala é descrita (em tradução livre):

---

[34] Ver: FERRARESI RODRIGUES QUELUZ, F. N. et al. Zarit Caregiver Burden Interview: Evidências de Validade para a População Brasileira de Cuidadores de Idosos. *Rev. colomb. psicol.* [on-line]. 2019, v. 28, n. 1 [cited 2022-01-20], p. 99-113. Available from: http://www.scielo.org.co/scielo.php?script=sci_arttext&pid=S0121-54692019000100099&lng=en&nrm=iso. ISSN 0121-5469.

Durante a última semana eu...

Tive dificuldade de me concentrar no que estava fazendo.
( ) Sim   ( ) Não

Senti que não poderia deixar meu paciente sozinho.
( ) Sim   ( ) Não

Tive dificuldade em tomar decisões.
( ) Sim   ( ) Não

Me senti completamente frustado/sobrecarregado.
( ) Sim   ( ) Não

Senti que sou útil e necessário.
( ) Sim   ( ) Não

Me senti sozinho/a.
( ) Sim   ( ) Não

Me senti triste porque meu paciente mudou muito.
( ) Sim   ( ) Não

Senti uma perda de privacidade/tempo pessoal.
( ) Sim   ( ) Não

Estive irritado/a e tenso/a.
( ) Sim   ( ) Não

Tive meu sono perturbado por cuidar do meu idoso.
( ) Sim   ( ) Não

Tive períodos de choro.
( ) Sim   ( ) Não

Me senti cansado devido ao trabalho e minhas responsabilidades familiares.
( ) Sim   ( ) Não

Senti dor nas costas.
( ) Sim   ( ) Não

Me senti doente (dor de cabeça, problemas de estômago, gripe…).
( ) Sim   ( ) Não

Estive insatisfeito com o apoio que a minha família me dá.
( ) Sim   ( ) Não

Não conversei com a minha família sobre os problemas, por medo das críticas.
( ) Sim   ( ) Não

As perguntas a seguir devem ser respondidas com um número de 1 a 10, conforme descrito:

Em uma escala de 1 a 10, sendo 1 "sem estresse" e 10 "estresse extremo", indique o seu nível de estresse: _____

Em uma escala de 1 a 10, sendo 1 "muito saudável" e 10 "muito doente" indique seu nível de saúde atual comparado a um ano atrás: _____

Para saber o resultado dessa escala, é preciso que sejam contados os números de respostas "sim". É importante que o resultado das perguntas **5** e **15** seja invertido, ou seja, se você respondeu "sim" em alguma dessas questões, deve mudar para "não", e vice-versa.

Avaliação do Questionário:

É provável que você esteja *sofrendo com alto nível de sobrecarga* se você se encaixa em uma das seguintes afirmativas:
- se você respondeu "sim" a uma das perguntas 4 e 11, ou ambas; ou
- se a quantidade de "sim" que você respondeu é de 10 ou mais; ou
- se a sua pontuação na questão 17 é de 6 ou mais; ou
- se a sua pontuação na questão 18 é de 6 ou mais.

Anexo 3

A importância da psicoterapia: cuidar de si para melhor cuidar do outro

Dra. Lidiane Klein, psicóloga clínica e neuropsicóloga

Escolhi essa frase como título deste capítulo porque, se conseguirmos entendê-la e praticá-la no dia a dia do cuidado, poderemos tornar a nossa vida mais leve, assim como a das pessoas que estão no nosso entorno. Dentro da minha prática clínica como psicóloga, sou procurada, muitas vezes, como uma das últimas alternativas, quando o cuidador já extrapolou seus limites.

Falar sobre o cuidador nos remete a duas situações: a do profissional e a do familiar. O cuidador formal, que supostamente teve um preparo para exercer a sua função, que deve ter um distanciamento emocional protetivo, não que não deva se envolver, sabe o limite deste se doar. Já o cuidador familiar, muitas vezes, se vê nesta posição sem nenhum preparo e vai tendo que aprender sobre a doença e o cuidado na prática. Percebo como mais delicada essa posição, pois existe um envolvimento afetivo muito forte, e muitas vezes não se consegue fazer o distanciamento que o cuidado exige. Misturam-se os sentimentos, com todo o contexto de cuidado. Nunca é fácil vermos um familiar em situação de vulnerabilidade, muitas vezes acionamos o modo automático e só vamos fazendo o que tem que ser feito.

Sou professora em cursos de cuidadores de idosos e sempre falo nas turmas que, se fores um cuidador formal e te perceberes sobrecarregado com determinado paciente, sua família, ou a patologia, tens a opção de ir embora, já ao cuidador familiar não resta essa opção. A opção é buscar recursos internos de enfrentamento da situação. Muitas vezes você não irá conseguir sozinho, uma ajuda profissional especializada pode ser bem importante.

As relações preexistentes antes do adoecimento são um fator bem importante. Muitas vezes os vínculos eram fragilizados e isso pode deixar todo esse processo de cuidado mais penoso. Porém, uma pergunta sempre deve ser feita, por que eu cuido do meu familiar? Existem os mais diversos motivos, mas se, dentre eles, for retribuir todo amor, cumplicidade que tivemos, está tudo bem. Porém, se a resposta vem do motivo de ser uma obrigação, aí temos um caminho mais difícil e suscetível a maior possibilidade de sofrimento e estresse.

A busca pelo autoconhecimento é um dos caminhos para melhorar o cuidado com o outro e nos mantermos em equilíbrio. Preciso me conhecer, conhecer os meus limites, aprender a delegar quando necessário. É muito comum vermos um familiar sobrecarregado, quando os demais estão relax, não raro, muitas vezes, é essa pessoa que puxa toda a responsabilidade para si. Óbvio que também existem situações em que a família se aproveita, mas nesses casos também é necessário que a pessoa aprenda a se posicionar e colocar os devidos limites.

Precisamos prezar pela saúde mental, pedir ajuda não é um ato de fraqueza, é um ato de coragem. Não somos obrigados a lidar com as adversidades sozinhos. Aprender a dizer não antes de chegar ao seu limite é o melhor caminho. Um cuidador estressado, irritado, sem paciência acaba transmitindo esses afetos para o paciente, que, por sua vez, também entrará nesse mesmo padrão.

Tirar um tempo para si é fundamental. Podemos fazer uma analogia das nossas emoções a uma panela de pressão. Se formos acumulando a pressão (emoções negativas) por muito tempo, uma hora ela irá estourar. E esse momento sempre é mais difícil do que criarmos válvulas de escape. Essas válvulas podem ser sair fora do ambiente de cuidado, conectar-se com a natureza e consigo mesmo, meditar, fazer atividade física de forma regular, autocuidado com a sua aparência, praticar qualquer atividade que lhe dê prazer, ter alguém com quem desabafar (preferencialmente um psicólogo, que poderá auxiliá-lo na condução deste momento delicado).

Neste momento, você poderá se questionar, mas como um psicólogo poderá objetivamente me ajudar? Primeiramente é necessário procurar um profissional que tenha experiência com essa demanda, nossas intervenções vão variar de caso a caso, mas, de acordo com a minha experiência clínica, observo necessidades relacionadas com a compreensão e aceitação do diagnóstico, fortalecimento e criação de estratégias de enfrentamento, conhecimento sobre recursos disponíveis para determinados manejos, assim como espaço para expressar as suas preocupações e emoções.

Sabemos que estados psicológicos positivos e negativos surgem dependendo da ativação de maneiras adaptativas e não adaptativas de se pensar, da forma que interpretamos uma situação; assim, pessoas com pensamentos disfuncionais orientam seus comportamentos e emoções de forma não adaptativa. Uma orientação profissional pode nos ajudar a reconhecer quais são os nossos gatilhos para determinadas situações, e assim ter mais equilíbrio no enfrentamento das adversidades do dia a dia.

Cuidadores mais tranquilos e menos ansiosos são mais capazes de cuidar e perceber elementos ambientais e comportamentais que dificultam o manejo com pacientes. Cuidadores se tornam mais tolerantes e menos sobrecarregados.

Espero que tenha conseguido deixar a minha mensagem de que precisamos nos cuidar para assim poder exercer um melhor cuidado para com o outro. Não é egoísmo cuidar de si mesmo; priorizando a sua saúde mental e física, você terá mais equilíbrio para cuidar do outro.

Deixo aqui meus sinceros agradecimentos a todos que contribuíram para o desenvolvimento do livro, em especial ao editor Luis Antonio Gomes; à equipe do curso Gestão do Cuidado em Alzheimer, Chris Mendes, Gabriel, Natália e Gil; à neuropsicóloga Lidiane Klein e à médica em formação Aliscia Wendt; aos familiares que deixaram seus depoimentos; aos amigos que leram, opinaram e incentivaram muito: Baiard Brocker, Ana Minozzo, Carmem Giongo, Marcos Rolim, Diego Canabarro, Fernanda Dorneles e Juremir Machado da Silva.

Composto especialmente para a Editora Meridional em
Adobe Caslon Pro 12/15 e impresso na Gráfica Ideograf.